발 지압과 발 목욕법

박진배 저

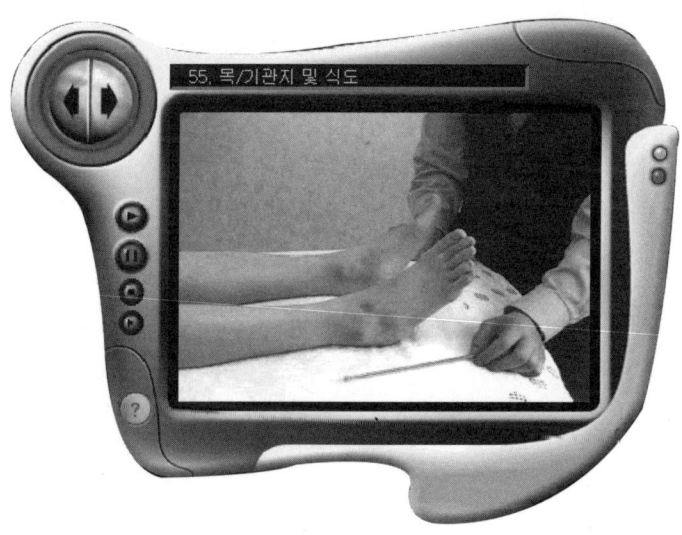

서림문화사

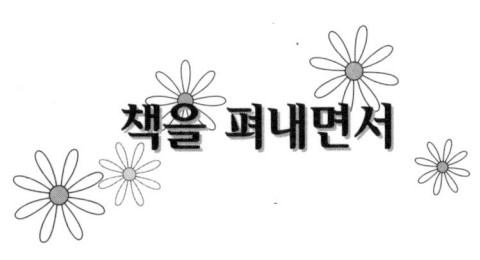

책을 펴내면서

　사람에게 발이 있는 것은 흡사 나무에 뿌리가 있는 이치나 다름 없다. 나무에 뿌리가 먼저 시들 듯이 사람이 늙으면 발이 먼저 병이 든다. 그런 의미에서 발의 건강은 우리의 건강과 아주 밀접한 관계가 있다고 할 수 있다.
　발의 지압법은 우리나라의 전통의학의 한 분야로 옛부터 소개되어 왔다. 또 국외에서는 물론 현대 과학에서도 발바닥에는 인체의 각 장기기관에 상대응하는 반사구(혈자리)가 있어 그 지압법은 혈액순환의 촉진, 내분비 계통의 증강, 인체 각 부분의 기능조절, 질병예방 등의 효과를 얻고 있음이 입증되고 있다. 더욱이 이 방법은 쉽게 배울 수 있고 부작용도 없을 뿐 아니라, 서로 익히기가 편하며, 특히 중·노년층에 아주 좋은 건강비법이다.
　차제에 미력하나마 마음을 가다듬어 이 책을 엮게 된 것을 매우 기쁘게 생각하면서, 이 책으로 하여 많은 사람들이 건강을 지키는 데 도움이 된다면 하는 바람이 크다.
　끝으로 책을 엮는 데 도움을 주신 중국의 양진 교수님과 서림문화사 신종호 사장님, 그리고 조병학 선생님, 황윤정씨께 깊은 감사를 드린다.

2000년 입춘날에
엮은이 씀

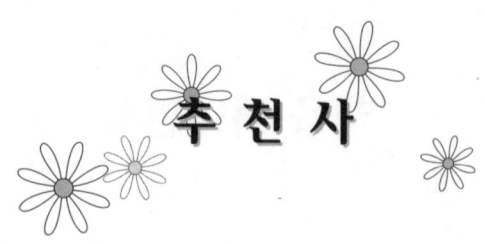

추천사

　건강은 인생을 살아가는 데 있어서 최우선 요건입니다. 그리고 우리들은 먹고 싶을 때 먹고 활동하며 적절히 수면을 취하는 하루하루를 사노라면 쉽게 정상적인 건강상태를 유지할 수 있는 것이 자연의 법칙이기도 합니다.
　하지만 최근에 와서는 그 넓은 농토에 비료와 농약이 뿌려지고, 산업개발에 따른 심한 환경의 오염이 공기와 물과 땅을 완전히 병들게 하고 있으며, 고열량을 섭취하는 식생활과 생활여건에서 오는 각종 스트레스로 현대인의 대부분이 성인병에 시달리고 있다 해도 과언이 아닙니다. 이와 같은 상황은 현대의학이 발달하고 거대한 의료기관이 첨단의료장비를 갖추고 수많은 환자들을 치료하고 있으나 현대의 성인병에 대해서는 근원적 치료가 불가능한 실정에 있습니다. 그 이유는 현대병은 거의가 식생활과 환경여건에서 유래되는 퇴행적 만성질환이므로 매일의 생활에서 건강관리를 철저하게 하지 않고서는 피할 수 없는 생리이상 현상으로, 이는 현대약품과 외과적 수술로는 해결될 수 없는것입니다.
　그래서 최근에는 자연의 이치에 맞추어 매일매일의 생활에서 성인병을 예방하고 치료하는 자연의학에 인류의 관심이 쏠리고 있으며, 아마 앞으로도 인류의 건강문제를 해결하기 위해서는 자연의 이치에 맞게 식생활을 개선함은 물론 여러 가지 자연요법들을 총동원하여 일상생활에서 건강관리를 계속하지 않는다면 희생자가 될 수밖에 없는 시대와 환경 속에 살게 될 것이 뻔합니다.

차제에 중국에서 한의학과 발관리에 관해서 전문적으로 연구하고 돌아오신 박진배 선생님께서 건강관리에 획기적인 효과를 줄 수 있는 '발 지압과 발 목욕법'을 책으로 펴내시게 된 데 대해 심심한 축하를 드리는 바이며, 독자들의 건강관리에 많은 도움을 줄 수 있다고 사료되어 이에 추천하는 바입니다.

2000년 3월 15일
한국자연의학총연합 총재
이학박사 이 양 희

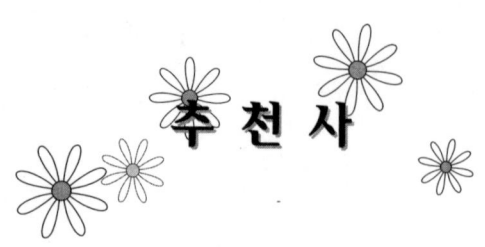

추천사

　일찍이 서양에 의성 히포크라테스는 "자연이 아니면 몸 안의 질병을 결코 이겨낼 수 없다"고 말하였습니다. 또한 "사람을 다스리는 자가 세상을 다스린다"는 말이 있습니다. 이 말은 결국 의학이란 세상을 바르게 하는 학문이며, 물질적 욕망을 충족시키는 수단이 되어서는 안된다는 뜻입니다.
　돌이켜 보건대 오늘의 인류는 과학기술의 발달로 인한 물질문명의 개가 속에서 역사 이래 일찍이 경험해 보지 못했던 편리한 환경속에 살고 있습니다. 그러나 그 풍요로움에 반해 우리 인간들은 우리 스스로가 만들어 놓은 제도와 조직 속에 도덕과 인간성을 상실 혼돈의 와중에서 방황하는 실정입니다.
　21세기는 '자연의학시대' 입니다.
　지구촌의 현안문제가 되어 있는 환경 · 안보 · 인권 · 식량 · 여성 · 노인복지 문제 등이 이미 한 국가만의 문제가 아닙니다. 특히 생명과 건강, 안전에 관한 문제가 크게 대두되고 있는 시점입니다.
　그래서 이 '발 지압과 발 목욕법' 은 기계적 화학적인 방법이 아닌 자연 그대로의 치유방법을 제시함으로써 현대 문명의 이기에 시달리는 현대인의 좋은 지침서가 되리라 생각합니다.

이 책의 저자 박진배 선생은 중국에서 전통 중의학 공부를 한 침구학 석사학위의 소유자로, 여러 중국 침구학 대가 교수님들의 전수를 받았고, 다년간의 임상경험을 토대로 책자를 엮어내게 되었습니다. 발에 관련된 서적이 많이 출판되었지만, 특히 한방과 접목시킨 이 책은 그 우수성이 높이 평가됩니다.

　수천 년 동안 전해져 내려온 우리 조상들의 지혜를 바탕으로 쓰여진 이 책과 더불어 '병은 약이 고치는 것이 아니라 자연과 더불어 치료된다'는 것을 몸소 느끼시고 독자 여러분의 소신 있는 선택을 바라 마지않습니다.

2000년 3월 15일
한국자연의학총연합 사무총장
스포츠의학 박사과정수료
중의학명예박사　강 태 화

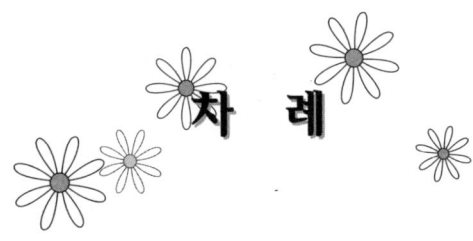

서 문 / 책을 펴내면서
추천사

제1장 발 반사구 건강법/13

1. 발 반사구 건강법이란 무엇인가 ---------------- 14
2. 발 반사구 건강법의 기원 ------------------- 15
3. 발 반사구와 경락학설의 관계 ---------------- 18
4. 발 반사구 건강법의 전체작용 ---------------- 21

제2장 발 목욕법/25

1. 발 목욕법의 근원 ---------------------- 26
2. 발 목욕의 치료원리 -------------------- 27
3. 반사구 위치 및 기본 해부지식 -------------- 37

제3장 반사구 위치 및 지압방법/41

1. 신상선 ----------------------------- 42
2. 신 장 ----------------------------- 44
3. 수뇨관 ----------------------------- 46
4. 방 광 ----------------------------- 48
5. 액 두 ----------------------------- 50

6. 수 체 -------------------- 52
7. 소뇌·뇌간 ------------------ 54
8. 삼차신경 ------------------- 56
9. 코 --------------------- 58
10. 대 뇌 -------------------- 60
11. 경 항 -------------------- 62
12. 경 추 -------------------- 64
13. 갑상방선 ------------------ 66
14. 갑상선 ------------------- 68
15. 눈 --------------------- 70
16. 귀 --------------------- 71
17. 사방근 ------------------- 72
18. 폐·기관지 ----------------- 74
19. 심 장 -------------------- 76
20. 비 장 -------------------- 78
21. 위 장 -------------------- 80
22. 이 장 -------------------- 82
23. 십이지장 ------------------ 84
24. 소 장 -------------------- 86
25. 횡결장 ------------------- 88
26. 강결장 ------------------- 90
27. 을상결장·직장 -------------- 92
28. 항 문 -------------------- 93
29. 간 장 -------------------- 94
30. 담 낭 -------------------- 95
31. 맹 장 -------------------- 96
32. 회맹판 ------------------- 97
33. 승결장 ------------------- 98
34. 복강신경총 ---------------- 100
35. 생식선 ------------------- 102
36. 흉 추 -------------------- 104
37. 요 추 -------------------- 105
38. 저 골 -------------------- 106
39. 미골내측 ------------------ 107

40. 전립선·자궁 -------------------- 108
41. 요도·질 ---------------------- 110
42. 관관절 ----------------------- 112
43. 직장·항문 -------------------- 114
44. 복고구 ----------------------- 115
45. 좌골신경 --------------------- 116
46. 미골외측 --------------------- 118
47. 하복부 ----------------------- 120
48. 무 릎 ------------------------ 121
49. 팔꿈치 ----------------------- 122
50. 어 깨 ------------------------ 123
51. 견갑골 ----------------------- 124
52. 상 합 ------------------------ 126
53. 하 합 ------------------------ 128
54. 편도선 ----------------------- 129
55. 목·기관지·식도 --------------- 130
56. 흉부임파선 ------------------- 132
57. 내이미로 --------------------- 134
58. 흉부·유방 ------------------- 135
59. 횡경막 ----------------------- 136
60. 늑 골 ------------------------ 138
61. 상반신 임파선 ---------------- 140
62. 하반신 임파선 ---------------- 142
63. 불면점 ----------------------- 144
64. 소갈점 ----------------------- 145
65. 변비점 ----------------------- 146
66. 두통점 ----------------------- 147
67. 심통점 ----------------------- 148
68. 낙침점 ----------------------- 149
69. 요통점 ----------------------- 150

제4장 구체적 응용방법/151
   1. 반사구 선택의 원칙 ---------- 152
   2. 보건 및 예방 ---------------- 155
   3. 지압순서 ------------------- 156

4. 지압의 힘 분배 ------------------ 156
　　5. 지압시간 -------------------- 157
　　6. 지압방법 -------------------- 158
　　7. 주의사항 -------------------- 161

제5장 발의 자세에 따른 질병/163

제6장 발 반사구 건강법과 발 목욕법의 치료/ 167
　　1. 소화계통의 질병 ---------------- 168
　　2. 호흡계통의 질병 ---------------- 171
　　3. 심혈관 질병 및 혈액병 ------------ 172
　　4. 비뇨계통의 질병 ---------------- 174
　　5. 면역계통 및 내분비계통의 질병 ------- 175
　　6. 생식계통의 질병 ---------------- 176
　　7. 신경계통의 질병 ---------------- 177
　　8. 운동기관의 질병 ---------------- 179
　　9. 피부병 --------------------- 181
　　10. 종류(암) ------------------- 183
　　11. 안과 질병 ------------------- 183
　　12. 이비후과 질병 ----------------- 184
　　13. 비만증 --------------------- 185
　　14. 증상에 따른 치료 --------------- 188
　　15. 변형된 발, 통증, 염증 ------------ 188
　　16. 기타 ---------------------- 194

부 록 / 예상문제/195
　　한중 인체공학 협회 시행
　　발건강자격증 시험

제1장

발 반사구 건강법

1. 발 반사구 건강법이란 무엇인가
2. 발 반사구 건강법의 기원
3. 발 반사구와 경락학설의 관계
4. 발 반사구 건강법의 전체작용

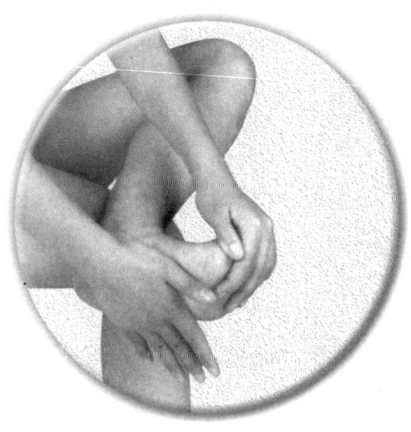

1 발 반사구 건강법이란 무엇인가?

한마디로 발 안에 우리 몸 전체의 장기가 숨겨져 있다고 생각하면 된다. 즉 발바닥에는 인체의 장기기관이 고르게 분포되어 있어서, 그 부분들을 자극하게 되면 그 자극으로 각각의 기능이 조절되고 질병을 예방하여 우리 몸을 최상의 컨디션으로 만들어 주기 때문이다.

1989년 5월 북미 반사학자 회의가 미국에서 있었는데, 거기에서 학자들은 이렇게 정의를 내렸다.

reflexology, 즉 "발과 손 반사법이란 발과 손에 존재하는 인체 각 부분의 상대응의 반사구", "어떠한 윤활유와 액체를 사용하지 않고 손가락과 손의 기교로써 대응되는 반사구를 자극하여 인체의 특정 부분의 생리적 변화를 일으키는 것"이라고.

그런데 여기서 우리가 짚어 볼 몇 가지가 있다.

첫째, 반사구란 하나의 구역(zone, area)이지 어떤 특정 지점, 혈자리가 아니라는 것. 이를테면 반사구의 분포는 전체적인 발을 의미한다(발바닥·발등·발 안쪽 또는 바깥쪽 등). 그러므로 우리의 발 반산구의 개념으로 이해해야지, 흔히 미장원에서 하는 발바닥 마사지와는 다른 것이다.

둘째, 반사구의 자극방법은 순수한 물리적 방법, 즉 손가락 또는 간단한 기구(지압기·지압판)에 의한다는 것. 하지만 마찰로 인한 피부의 손상을 피하기 위해 간단한 지압크림 등을 발라 준다.

셋째, 반사구를 자극하여 인체의 각종 생리변화나 인체 내의 생리적 긴장상태 또는 모종의 불균형 상태 등을 완화시켜 치료 및 보건에 중점을 둔다.

넷째, 비록 우리가 잘 알고 있는 손바닥의 반사구보다 발 반사구의 자극이 더욱 효과가 크기 때문에 여기서는 중점적으로 발 반사구에 대해서만 다루기로 한다.

2 발 반사구 건강법의 기원

발 반사구 건강법은 우리나라 한의학의 중요한 분야이다. 중국의「황제내경」에 많은 경락과 혈자리가 상세히 소개되어 있는데, 그중 많은 혈자리가 발에 있다.

예를 들어 간경에 항간·태충·중봉, 비경에 음백·대도·태백·상구, 신경에 용천·연곡·태계·복류, 방광경에는 지음·족통곡·경골·곤륜, 담경에는 규음·임읍·구허, 위경에는 역태·내정·협곡·충양·해계 등이 있다.

이것은 바로 우리 선조들이 이미 발의 민간 반응점(혈자리)이 인체의 내장기관과 관계가 있으며, 이런 반응점을 자극하여 병을 고친다는 것을 알고 있었던 것이다.

또 「황제내경」에는 지압방법으로 질병을 치료해야 한다고까지 지적했다. 「황제내경, 소문」에 이런 말도 있다. "寒氣客于腸胃之間, 膜原之下, 血不得散, 小絡急引, 故痛. 按之則 血氣散, 故按之痛止" 이를 풀이하면 장위에 한기가 침입을 하여 꽉 막혀 혈액순환이 안되어 통증을 느끼는데, 이때 아픈 곳을 눌러 주면 혈액이 통하여 아프지 않게 된다는 말이다.

이런 발원을 갖고 있는 발 반사구 건강법이 어떻게 국외로 전해졌을까? 여기에는 여러 학설이 있는데, 그중 중국 당나라 때 일본으로 건너가 '족심도 지압요법' 으로 자리를 잡았고, 또 다른 갈래는 원나라 때 마르코폴로를 통해 유럽으로 전해졌다는 설이 있다.

현재 서방에서는 반사구 학설에 여러 가지 말들이 있다. 예를 들어 미국의 christine lssel 은 「반사학의 예술, 과학과 역사」를 통해 기원전 2500년 발·손의 안마방법이 있었는데, 이것이 히랍·아랍 국가들에 전해져서 다시 로마제국으로 흘러들어 유럽으로 전해졌다는 것이다.

유럽내의 일부 국가는 구역요법(zone therapy)이라 하여 계속해서 전해 내려오는 학설인데, 말인즉 신체 어느 한 구역을 자극하면 신체의 어느 한 부분에 반사되어 병이 치료된다는 것이다.

이 책에서는 중국의 고전을 통해서 보더라도 이 반사구 요법이 중국 고유의 치료법임을 다시 한번 확인하면서 엮어 보았다. 하지만 어느 곳이 먼저라 할 것 없이 인류가 생겨나면서 우리는 두 발로 걸어다니며, 두 발의 신비와 비밀에 대해서 많은 관심을 가져온 것만은 사실이다. 인간에게 두 팔이 있음으로 해서 공구라는 것이 생겨났고, 이 공구의 사용이 우리 인간과 다른 동물들과의 차별짓는 구분점이 되었다. 그러나 만약 두 발로 우리의 몸을 지탱하지 않았다면 두 팔은 결코 자유로울 수 없었을 것이다.

인간의 두 발은 몸의 맨 아래쪽에 위치해 있으며, 모든 무게를 이 두 발로 지탱한다. 그러므로 인간의 발은 다른 동물들에 비해 상당히 발달되어 있으며, 발 안에는 많은 혈관과 신경중추를 지휘, 각종 내장기관과 밀접한 관계를 가지고 있는 것이다. 두 발은 인체의 중수신경으로부터 가장 먼 곳에 위치하고 있으며, 신경 전도에 의거하면 발⇄척수⇄대뇌, 그리고 척수가 또 각 장기와 연관을 맺고 있음으로써 발에는 많은 장기들의 소식들이 꼭꼭 숨겨져 있다고 할 것이다.

또한 발은 심장에서 가장 먼 곳에 있어 종종 혈액순환의 장애가 있을 수 있고, 또 지심흡력의 영향으로 인체 각 부분의 유해물질이 발바닥에 쌓이기도 한다. 그러므로 우리는 발을 통하여 인체 각 기관의 상대응하는 민감한 부분을 찾을 수 있게 된다. 만약 병이 날 경우 이런 민감한 부분에 통증을 느끼거나, 또는 딱딱한 무엇인가가 생기기도 한다. 이런 여러 가지들을 간단한 물리적 지압이나 울퉁불퉁한 땅바닥을 걷게 하는 등으로 치료하게 되는 것이다.

3. 발 반사구와 경락학설의 관계

발 반사구와 경락혈의 상관은 매우 밀접하다.

한의학에서는 인체 '기·혈'의 운행, 내장기능발휘, 장부간의 상호관계 등 모두 경락이 그 통로가 된다고 하였다. 인체의 가장 중요한 경락간지는 십이경락과 기경팔맥이 있는데, 그중 족태음 비경, 족소음 신경, 족궐음 간경, 음유맥 음교맥의 기원은 발끝이고, 족태양 방광경, 족양명 위경, 족소양 담경, 양유맥 양교맥의 끝점 또한 모두 발에 있다. 이런 경락 모두 특정 장부를 통과하며 특정 기능을 담당하게 된다.

예를 들어「황제내경」의 '소문, 맥요정위론'에 보면 "腰者, 腎之府"란 말이 있는데, 뜻인즉 신장은 허리를 대표하는 장기이며 인체 음양의 근본이 되고 선천적 기의 본이라는 것이다. 따라서「황제내경」을 근거로 다른 장부들을 살펴보면, 비위는 기혈생화(氣血生花)의 근본이라 하였고 후천의 본이라 했으며, 간은 혈액을 저장하는 장기라 하였고, 방광은 물을 저장 증화배설하는 기관이라 했다. 그 경맥 또한 인체 전체에 광범위하게 퍼져 있으며, 이런 경맥이 인체에 아주 중요한 작용을 하게 된다.

경락상의 혈위(자리)는 경락의 기가 집중적으로 모여 있는 반응점이라 하겠다. 발에는 38개의 혈이 있는데, 그중 적지 않은 혈위의 치료기능이 동일 해부 위치의 발 반사구 치료기능과 같은 것을 볼 수 있다.

그렇듯 우리의 발에는 수많은 경락이 지나가고 있다. 즉 많은 혈자리가 있는 것이다.

발 반사구의 요법은 획기적인 의료기술의 하나이다. 하지만 세계 여러 나라의 특성에 맞는 여러 파들이 있으며, 그들의 발에 대한 인식 또한 각기 다른 의견들을 가지고 있다.

그 원인으로 각기 다른 발의 반사구에 대한 인식이 실제 응용됨에 따라 저마다 결과가 다르고, 또 각국 다른 민족들의 발의 대소부동도 묵과할 수 없기 때문이다.

비근한 예로, 서양 사람들이 우리 동양 사람들보다 발이 크다. 그리고 인간 체표의 민감정 또한 다른 이유로 달리 발전을 초래해 왔다. 이상의 여러 이유로 각국의 반사학자들은 각기 다른 반사구 혈위도를 그려냈고, 우리는 많은 실험과 관찰을 통해서 비교적 전통적인 발 반사구 혈위도를 만들었다.

동양의 발 지압은 주로 혈위를 자극하는 것이고, 서양으로 건너간 반사구는 주로 각기 다른 반사구를 자극하는 것이다. 둘 다 각기 다른 특성을 가지고 있는데, 발의 혈자리는 대부분 발등에 위치하여 있고(대략 30여 가지), 반사구는 주로 발바닥에 위치하여 있으며 60여 가지가 된다. 이것이 큰 차이점이다. 하지만 여기서는 각 반사구를 설명해 가면서 우리의 전통의학인 한의학을 접목시켰다.

이를테면 족소음 신경의 기점은 용천혈이다. 그 위치가 반사구의 신, 신상선과 바로 같은 위치이고, 치료방면에 있어서도 소변불통이라는 점에서 같다. 족소양 담경의(족 임읍혈)는 늑골반사구의 위치와 같고, 협계혈과 내이미로 반사구 또한 같은 발등 외측에 자리잡고 있는데, 치료에 있어서도 두훈·두통·이명 이롱 등 같다는 것이다.

족소음 신경의 태계혈·조해혈은 반사구의 자궁음도·요도와 비슷한 위치인데, 그 기능에도 별 차이가 없다. 이것은 바로 경락과 반사구 사이에는 일정한 관계가 있다는 것을 설명해 주는 것이다. 그리고 우리가 발 반사구를 지압할 때도 환자로 하여금 뻐근감·마비감·통증 등을 느끼게 하여야 하는데, 이것이 바로 침구학의 '득기감'(기를 얻었다)과 같은 맥락을 이루는 것이다.

이것으로 발 반사구와 혈위의 지압, 그리고 침구 모두 한의학의 음양, 경락학설에 이론적 기초를 두고 있으며, 각 발의 경락계통과 장기기관 또한 여러 종류의 밀접한 관계를 가지고 있다는 것을 알 수가 있다.

여기서 우리는 발이 우리 몸의 거울이라는 사실과, 인간의 몸은 하나의 유기적인 상호 협동보완으로 연결되어 있어서 각각의 질병이 발에 나타난다는 사실 또한 알았다. 그러므로 발에 나타난 반사구를 자극, 지압 등으로 질병을 치료할 수 있다는 것과 발 반사구 건강법의 우수성을 알 수 있는 기회가 되었다.

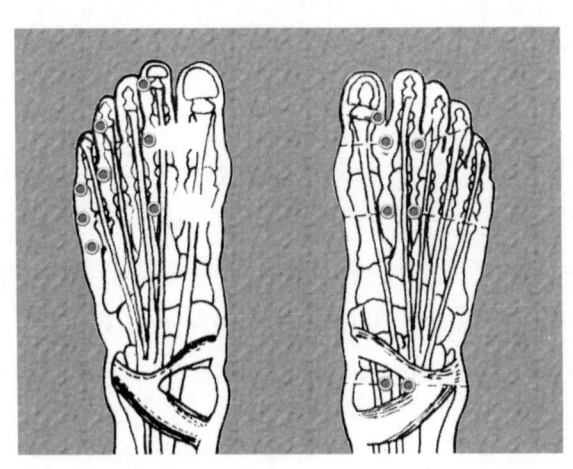

4 발 반사구 건강법의 전체작용

① 혈액순환의 촉진작용

발 반사구 건강법의 가장 두드러진 작용은 혈액순환의 촉진작용이다. 일본의 동경 발 반사구 국제연구회의 실험결과에 따르면, 건강한 남녀 각 1명씩 혈관 속의 혈액평균 속도를 측정한 결과 여자 12.5㎜/매초, 남자 14㎜/매초, 발 지압 15분 후 다시 측정한 결과 여자 29㎜/매초, 남자 22㎜/매초란 것이 밝혀졌다. 따라서 발 표면 온도도 상승했는데, 지압 이전의 발끝 온도가 20~22℃, 발바닥이 28℃, 지압 15분 후 발끝이 26~28℃, 발바닥이 34℃, 30분 지압 후에는 발끝이 34℃, 발바닥이 37℃였다.

이렇듯 발의 지압이 발 자체의 온도를 높여 줄 뿐 아니라 혈액순환 촉진에 지대한 영향을 미치는 것을 알았다. 여기서 잠깐 혈액순환의 촉진 의의를 살펴보기로 한다.

우선적으로 심장박동의 원활함이다. 혈액이란 것은 우리 몸 속에서 끊임없이 순환을 하고 있다. 그리고 많은 영양물질을 운반하는 운수체이기도 하고, 동맥혈액은 심장에서 출발할 때 많은 산소와 영양물질을 전신의 모세혈관으로 보내 우리를 살찌운다.

다시 말해서, 모세혈관에서 물질의 교환이 이루어지는데, 동맥혈관이 가지고 온 산소나 영양물질은 각 부위 조직에 골고루 전달되고, 반면 각 조직의 대사 후 배설물(CO_2 등)은 다시 혈액으로 흡수되어 정맥혈관으로 심장으로 보내지게 된다. 그 다음 폐의 순환 과정으로 다시 깨끗하고 신선한 피로 길러지는 작용을 한다. 또한 혈액 속의 과다한 수분은 신장의 여과작용을 거쳐 오줌으로 나오게 되고, 혈액 속의 영양물질은 다시 소장의 흡수로 진행된다.

지금까지 우리는 혈액순환의 원활함이 얼마나 중요한가를 익혔다. 그렇다면 이번에는 발 반사구 건강법이 어떻게 혈액순환에 도움을 주는지에 대해서 알아보자.

첫째로, 발은 심장과 가장 먼 위치에 있다. 그래서 발의 혈액순환이 잘된다면 우리 몸이 하나로 연결되어 있기 때문에 다른 곳은 신경을 안 써도 된다. 우리가 의학상식으로 알고 있듯이, 동맥은 좌심실을 출발하여 흉부→복부를 거쳐 다리→발까지 오게 되는데, 다시 되돌아갈 때는 반대로 발→다리→복부→흉부→우심방이다. 결국 발 지압으로 발 전체의 혈액순환이 촉진되므로 심장→→심장의 순으로 되는 혈액순환의 속도량이 증가되는 것이다. 알고 보면 아주 간단한 이치이다. 이러므로 해서 전체 혈액순환은 개선되고, 혈액순환의 개선으로 심장박동의 원활함은 물론 각 부위의 영양공급도 원활해질 뿐 아니라, 각종 혈액순환 장애로 오는 모든 질병이 깨끗이 낫고 예방할 수 있는 것이다.

둘째로, 지압을 통해 몸에 쌓인 노폐물을 제거하고, 혈관의 수축·팽창작용을 원만히 해 준다. 정맥이란 쉽게 늘어나고 쉽게 줄어드는 성질이 있다. 우리가 동맥경화란 말은 들었어도 정맥경화란 말은 못 들어봤을 것이다. 그것이 바로 이런 정맥의 성질 때문이다. 또 정맥은 혈액의 창고역할을 하는 편이다.

사람이 똑바로 서 있을 경우 발 부위의 정맥에는 많은 피가 모이게 되는데, 누워 있을 때보다도 500mg 정도의 피가 더 모이게 된다. 이렇게 되면 어떤 대사로 인한 생산물·Ca·유산 등이 발에 더 많이 쌓이게 되는데, 특히 어느 기관의 고장으로 전체적인 신진대사가 원만히 이루어지지 못할 경우 상대적으로 발의 순환이 더욱 안 좋게 되는 것이다. 이때 우리가 발 반사구를 지압으로 자극을 줘서 발에 쌓여 있던 여러 가지 노폐물을 신장을 통해 오줌으로 또는 땀으로 밖으로 내보내게 된다. 이 점이 바로 우리가 발 반사구 건강법을 익혀야 하는 아주 중요한 목적인 것이다.

셋째로, 발 반사구 지압을 통해 근육의 긴장을 풀어 주고 정맥과 임파액의 회류(回流)를 적극 도와 준다. 원래 정맥이란 곳에는 '판막' 이라는 것이 있다. 이것은 피가 심장에서 보내어질 때는 닫혀 있다가 피가 심장으로 되돌아올 때, 즉 회류할 때 열리게 되는 것이다.

근육이 수축상태일 경우는 근육 내의 정맥은 압력을 받아 혈액이 심장으로 가는 것을 돕고, 근육이 팽창상태일 경우는 반대로 정맥도 압력을 받지 않아 혈액이 주위의 모세혈관으로 갈 수 있게 되는 것이다. 이 말은 모든 일들이 다 심장을 위해서 하는 것인데, 어떠한 원인으로 인하여 일련의 과정을 할 수 없을 경우 발 지압을 통한 완화작용으로 전체적인 혈액순환을 돕게 되는 것이다. 임파액의 회류도 정맥과 마찬가지이다.

넷째로, 발 지압을 통하여 발에 있는 혈관벽이나 근육층에 있는 감수기를 자극하여 신경이 심혈관 신경중수로 들어가게 도움을 줄 뿐 아니라 각종 심혈관 반사, 전체적인 심혈관 계통의 조절에 대해서도 도움을 준다.

이상의 것들을 다시 정리해 보면, 발 반사구 건강법은 혈액순환의 촉진, 혈액순환 개선으로 인한 전신의 생리기능의 개선 등 오직 발만을 지압하는 것이 아니라 온 전신을 지압하는 것임을 입증할 수 있다고 할 것이다.

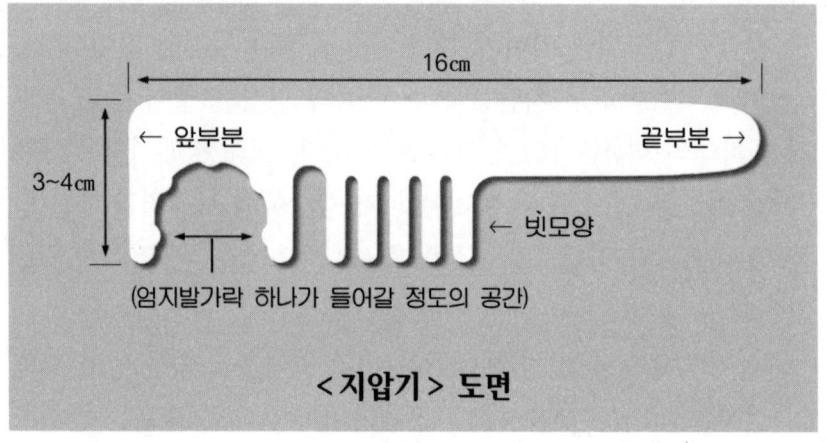

<지압기> 도면

제2장 발 목욕법

1. 발 목욕법의 근원
2. 발 목욕의 치료원리
3. 반사구 위치 및 기본 해부지식

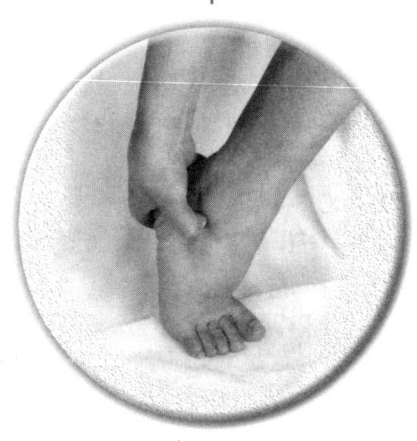

1 발 목욕법의 근원

발 목욕법이 도대체 언제부터 응용되기 시작했는지 명확한 증거를 제시할 수는 없다. 하지만 발 목욕은 약욕법의 한 갈래로서, 약의 발견과 함께 약의 외용적 효과의 인식 후에 시작되었으리라 여겨진다.

약욕 발생의 두 가지 기초를 살펴보면, 첫째는 약물의 외용적 효과 인식, 둘째는 목욕의 보편적 생활화를 들 수 있다. 따라서 그 기원은 중국 상대로부터 이미 목욕의 습관이 있었고, '욕(浴)'이란 글자도 인간이 목욕을 하는 형상을 본떠서 만들어진 것이다.

중국의 「산해경」이란 고서에는 약의 자료 및 용법 이외에도 '욕(浴)' 자가 기재되어 있으며, 현존하는 의학고서인 「황제내경」에서도 욕(浴)의 치료수단을 많이 들춰낼 수 있고, 특히 「탕액요례론」에서는 탕액의 기본적 치료원리 및 탕액의 각종 질병치료에 대해 상세히 기록되어 있다.

또한 「황제내경」의 '음양응상대론'에서는 "其有邪者, 浸形爲汗" "浸形", 즉 열탕으로 목욕을 하여 땀을 내게 해서 질병을 치료한다 하였고, '지진요대론' 중 "摩之浴之"의 치법, 즉 약을 물에 넣고 끓인 후 그 끓인 물을 환부 혹은 전신에 발라 줌으로써 그 치료효과를 높인다고 소개되어 있다.

그리고 동한시대의 「상한론」이란 고서에서도 약욕법이 수록되어 있으며, 당대의 「천금방」이란 고서에서는 약물의 국부욕뿐 아니라 전신욕에 이르기까지 상세히 설명하고 있다. 이런 종류의 것들이 발전을 거듭하여 현대에 이르러 좌욕·발 목욕 등 여러 갈래로 나눠지게 되었다고 할 수 있다.

현재 우리나라에도 각 지방마다 발전된 목욕법들을 엿볼 수가 있는데, 약욕·광천욕·해수욕·증기욕 등 여러 갈래로 나뉘어 그 각각의 특성을 지니고 있는 것이 그렇다.

2 발 목욕의 치료원리

발 목욕은 고대로부터 전해 내려오는 우리 고유의 외과적 치료방법의 하나이다. 즉 약욕(藥浴)의 한 갈래로서, 이는 또 전신약욕과 국부약욕 두 갈래로 나눌 수 있는데, 그중 발 목욕은 국부약욕에 속한다.

발 목욕은 우선 일정한 한약을 끓인 다음 그 끓인 한약물에 두 발을 담그고 또 그 물로 씻어 주고 하면서 질병을 치료하는 것이다. 발을 담그고 있는 과정에서 물의 부력작용, 물의 정압력 작용, 물의 전해질 운동의 발에 대한 안마작용 외에도 가장 중요한 작용인 물의 온열작용과 약물의 외과적 치료작용 및 발 반사구의 작용을 들 수 있다.

(1) 물의 온열작용

① 혈액순환의 작용

앞에서 상세히 설명했듯이, 혈액순환의 개선으로 체내의 영양물질을 완전하게 운반케 하여 인체의 신진대사를 원활히 해 주고, 혈액 내의 백세포 임파세포의 정상적인 활동으로 면역력을 길러 줄 뿐 아니라 혈장과 조직액간의 액체평형을 조절하여 정상적인 생명활동을 유지하도록 하는 데에 중요한 의미를 갖는다.

② 신진대사의 촉진

발 목욕으로 발 전체와 온몸의 혈액순환을 촉진시킨다. 혈액순환량의 증가에 따라 각종 내분비계통 기능을 조절하게 되고, 내분비 계통의 조절은 곧 각종 호르몬의 정상적인 분비를 의미하므로 전체적으로 볼 때 인체 내의 신진대사를 원만히 해 주는 결과를 얻는다.

③ 피로회복

발 목욕의 가장 주요작용이 바로 피로회복이다. 하루 종일 업무에 시달리다 잠자기 전에 뜨거운 물에 발을 담그고 자면 그처럼 편한 것이 없다. 많이 경험했으리라 여겨진다.

그렇다면 '피로'란 과연 어떤 상황일까?

피로는 대체로 세 종류로 나눌 수가 있다. ㉠육체적 피로, ㉡정신적 피로, ㉢신경감각적 피로가 그것이다. 발 목욕법을 통하여 이 세 가지 피로를 말끔히 해결시킬 수가 있는 것이다.

우선 육체적 피로를 살펴보자. 육체피로는 가장 흔한 피로 중의 하나이다. 즉 심한 운동 이후의 피로, 노동에 의한 피로, 업무에 의한 피로 등으로 각각의 증상은 다음과 같다.

정신이 흐리멍덩해져 집중력이 떨어진다. 두통·숙면을 취할 수가 없고, 전신근육에 힘이 하나도 없는 것 같이 느껴진다. 양발에 찌릿찌릿 감전된 것 같기도 하고, 피로한 채로 계속해서 하품을 해대며, 눈꺼풀이 감기며 자꾸자꾸 눕고만 싶는 등의 느낌을 받는다. 육체피로는 피로물질이 체내에 축적이 된 결과이며, 특히 양발에 그 느낌이 더욱 크다.

발 목욕은 혈액순환의 촉진을 가져온다. 몸 안에 쌓인 유산(피로의 주된 원인)을 배출시켜 주기 때문이다. 중국 상해중의약대학 호군교수의 실험결과 하루 종일 심한 운동 직후 목욕 전 매 1kℓ당의 혈액 중에는 평균 30mg의 유산이 있었다. 43℃의 물로 5분 정도의 목욕 후, 전의 유산농도에는 큰 변화가 없었다.

그런 연후 43℃의 물로 30~60분 정도의 목욕 후 비교결과 일정량의 시간 목욕 후 유산은 20mg 정도로 감소되었다는 결과를 얻어내었다. 즉 피로를 느끼지 못할 정도의 유산농도가 수평으로 내려간 셈이다. 이 실험결과로 발 목욕은 혈액순환의 촉진으로 피로물질을 제거시킴으로써 신진대사가 개선되어 우리 몸을 상쾌히 해 주는 것이다.

또 발 목욕은 정신피로를 제거해 준다. 정신피로란 엄격히 말해서 내적인 피로이다. 각 증상으로 집중력의 저하, 타인과의 대화를 꺼리고, 항상 마음이 조급하며, 어떤 일에 대한 의욕이 현저하게 떨어지며, 금방 싫증을 잘 느끼고, 건망증이 심해지며, 시간개

념 또한 없어지게 된다. 이를테면 정신피로는 우리 전체의 삶을 불행으로 이끄는 최대의 주범인 셈이다.

규칙적인 발 목욕으로 이들 주범을 말끔히 없앨 수가 있다. 이제 그 비결을 알아본다.

우리 인체에는 심장·위장·폐 등 여러 장기기관과 교감신경·부교감신경 계통 등이 작용하고 있다. 교감신경의 긴장으로 각 장기기관에 명령을 내려 활동을 시키고, 반대로 부교감신경의 작용은 교감신경의 명령 후 모든 작용을 휴식시켜 주는 역할을 하는 것이다. 그래서 발 목욕을 통하여 우리 몸의 부교감신경이 자극을 받아 모든 장기를 휴식시켜 주도록 한다.

또 발 목욕은 진정작용도 가지고 있어 매일 규칙적인 시간에 맞춰 20~30분 정도 실시하면 전신의 혈액순환의 개선, 피로물질의 제거, 신진대사의 원활 등으로 정신이 맑아지고 정서도 통쾌함을 느껴 모든 일에 자신감을 얻게 된다.

신경감각피로의 주된 증상으로는 어깨결림, 요통, 갈증, 목쉼, 현기증, 눈떨림, 근육떨림, 수족의 경련 등으로 나타난다. 이런 증상은 간혹 만성병으로 발전할 수 있다. 밤에 숙면을 취하지 못하고 아침에 일어나서도 개운치 않은 신경감각의 피로는 뭐라 말할 수 없는 고통이며, 그 어디서도 원인을 찾기란 여간 힘든 일이 아니다.

이런 것은 보통 내분비 계통의 질병이 다반사인데, 발 목욕을 통하여 내분비 계통의 호르몬을 정상화시켜 신경감각 피로를 털어내도록 한다. 곁들여서 규칙적인 생활과 규칙적인 휴식 또한 보조 치료로 매우 바람직하다.

④ 수면개선

 하루 종일 업무에 시달리다 퇴근하여 집에 오면 대부분이 휴식을 취하게 된다. 그중 가장 좋은 휴식방법은 수면을 취하는 것이다. 그래서 우리는 종종 잠자리에 들기 전 발을 따뜻하게 하여 숙면을 취하여 왔다.

 하지만 숙면을 취하지 못하는 경우도 허다하다. 불면증의 주된 증상을 다음과 같이 살펴볼 수 있다.

 잠을 선뜻 잘 수 없는 경우, 또는 잠을 자도 쉽게 깨어나는 경우, 잠자면서 꿈을 많이 꾸는 경우, 한번 깨어나면 다시 잠을 청할 수 없는 경우, 아침에 일어나도 잔 것 같지 않고 몸이 찌뿌드드한 경우가 모두 불면증에 속하는 것이다. 이 불면증의 가장 주된 원인은 정신의 과다긴장, 신경의 고도흥분, 대뇌의 충혈(대뇌에 피가 많이 모이게 된 것) 등에 있다. 불면증 환자는 식물신경의 문란으로 밤에 휴식을 취해야 할 교감신경이 흥분되어 잠을 잘 수 없게 되는 것이다.

 발 목욕은 혈액순환 및 신진대사의 개선으로 발과 전신에 쌓인 피로물질을 제거, 식물신경을 정상상태로 되돌려 준다. 발에는 수많은 말초신경과 모세혈관이 있는데, 더운 물은 발에 대한 신경과 모세혈관에 양호한 자극작용을 한다. 이때 교감신경의 흥분이 부교감신경의 흥분으로 전달되고, 부교감신경의 흥분이 진신을 휴식상태로 만들어 주게 된다.

 발 목욕은 곧 발의 혈관이 팽창되고, 혈용량의 증가로 머리 부분의 혈류속도가 증가하게 되며, 뇌울혈 상태가 해소되어 불면을 해결해 준다. 옛말에 "두한족열(斗寒足烈)"이란 여기에 근거를 둔 것이다.

⑤ 혈압의 조정

혈압은 식물신경에 조절을 받는데, 이 식물신경이 혈관을 줄였다 늘였다 하여 일정한 수평으로 만드는 것이다. 이런 혈압조절의 평형이 깨져 버리면 우리가 흔히 말하는 '고혈압'이나 '저혈압'이 생긴다. 또 고혈압은 원발성·속발성 고혈압으로 나뉘는데, 임상에서는 대개 원발성 고혈압 환자들을 접하게 된다.

1978년 세계보건기구가 정한 고혈압의 기준은 수장압 = 95 mmHg 또는 그 이상일 때, 혈압이 140/90mmHg 또는 그 이하일 때가 정상이다. 발 목욕으로 발과 전신의 소동맥·정맥 및 모세혈관을 확장시켜 준다. 그러므로 식물신경기능의 정상상태로 회복을 위해 수면개선과 혈압을 정상으로 돌려 각각의 자각증상을 치료하게 된다.

고혈압은 곧 식물신경의 문란으로 야기되는데, 바로 발 목욕이 중수식물신경을 안정시켜 준다. 발바닥에는 아주 많은 신경들이 존재하므로, 만약 신경기능이 정상적으로 되면 전신의 혈관반사가 곧바로 정상으로 되돌아오게 되는 것이다.

결국 발 목욕법은 발의 혈관을 확장, 혈량을 증가시키고, 그러므로 머리에 있던 피가 빠르게 이동되어 뇌어혈 등 수면방해·피로 등을 말끔히 제거함으로써 인체의 가장 적합한 휴식상태로 돌입하여 고혈압의 고질병이 점차적으로 치료가 되는 것이다.

⑥ 피부미용

발 목욕법이 왜 피부미용에 도움을 줄까? 그 의문을 풀기 위해 발의 생리작용부터 살펴보자. 「황제내경」의 영추편에 이런 말이 있다. "根者, 本者, 部位在下, 皆經氣生發之地, 爲經氣之所出" 이는 즉 "발은 인간의 본이고, 부위는 아래에 처해 있으며, 모든 정기의 출입이 되는 곳"이라는 뜻이다.

만약 따뜻하고 양호한 온열로 발을 자극하면 완전히 피부를 통과, 치료작용을 한다 하였다. 그렇다면 피부의 해부지식을 알아둘 필요가 있다. 피부는 표피·진피·피하지방조직, 또 표피의 최고 바깥쪽을 각질층이라고도 한다.

약이 피부에 흡수되어 통과하는 경로는 대체적으로 두 가지로 요약된다.

첫째로, 약은 피부의 표면조직인 각질층과 표피를 통해 세포 외 간질로 들어간다.

둘째로, 약의 분자는 피부의 미순환을 통해 세포외액으로부터 천천히 혈액순환으로 흘러 들어간다.

여기서 이 각질층은 피부에 주요 보호막 작용을 한다. 각질층이 피부로 들어오는 화학물질을 못 들어오게 보초를 서는 셈이다. 각화세포는 지질과 수용성 물질을 함유, 수분을 천천히 흡수하고, 세포와 세포 사이에 충분한 지질이 들어 있어 수용성 물질의 확산을 통제하게 된다.

이렇듯 수용성과 지용성 약물은 피동적으로 흡수되고, 또 피부에는 땀구멍기관이 있어 모낭피지선은 약물흡수의 통로가 되는 것이다. 발에는 많은 땀구멍이 있다. 그래서 한의학적 용어로 화기활혈(和氣活血) 서근통락(舒筋通絡) 보익정기(裸益精氣) 조절경맥(調節經脈)이 되어 음양을 비교적 쉽게 조절 치료되며, 보건·예방질병·피부미용에 지대한 도움을 주는 것이다.

경락과 기혈은 인체 생명활동의 원천이 되는 것이다. 발 목욕으로 경락과 기혈을 조절, 인체 생명활동의 물질들을 골고루 전신에 보내므로써 하나의 완전한 유기적 시스템이 이루어질 때 우리의 피부는 놀랍도록 많은 변화를 일으키게 된다.

앞에서도 설명했듯이, 발 목욕으로 혈액순환, 신진대사의 개선, 피로제거, 수면개선작용 모두가 피부미용에 지대한 영향력을 과시하는 편이다.

(2) 약물의 외과적 치료작용

앞에서 우리는 발 목욕에 쓰이는 물(뜨거운 물)의 작용에 대하여 알아보았다. 이어서 한약물이 발에 어떤 작용을 하는지에 대하여 하나하나 살펴보기로 한다.

① 피부에 미치는 작용

현대의학연구가 이미 증명하였듯이, 약은 약물이 흡수되는 것이다. 발에는 또 수많은 혈관이 있어 흡수된 약물은 신속히 혈액을 통해 전신으로 흡수된다. 발 목욕시 물의 온열작용으로 발의 모세혈관이 확장하여 혈액순환이 증가되고 약물이 병이 난 곳으로 곧

바로 전달되는 것이다. 이런 연후로 경락수통, 기혈유창, 장부안화, 양생보건의 효과를 거두게 된다.

② 경혈에 미치는 작용

한의학에서 말하는 경락은 경맥과 낙맥으로 나뉘고, 이것은 기혈운행의 통로역활을 해서 관계 있는 장부와 연결시켜 준다. 장부뿐 아니라 근육 피부 등 우리 몸 곳곳으로 연결, 하나의 유기적 종합체를 이룬다.

인체에는 12개의 경맥(12경맥)이 존재하는데, 그중 6개의 경맥이 발 부위로 도달한다. 그중 3개 경맥, 즉 족태음비경·족태음신경·족궐음간경, 또 다른 3개의 경맥인 족태양방광경, 족소양담경, 족양명위경이 직접 발과 연결되어 있다. 발에 지나는 이 6개의 경맥과 나머지 6개의 경맥 또한 상호 연계되어 있으며, 그중 매음경은 또 다른 양경과 체내에 장부간에 상호 연락관계에 있고, 체표에서 내측·외측·표·리 관계로 복잡다양하게 서로 맞물려 있다. 그러므로 발과 전신의 통일성과 정체성이 유지되는 것이다.

다시 말해 장부기능의 변화는 바로 발에 반응이 나타나며, 발의 자극은 연관 있는 장부의 기능을 변화시켜 질병치료를 가능케 하는 것이다. 약물이 발에 흡수, 위와 같은 연계관계로 치료목적에 도달할 수 있게 된다.

③ 호흡기관에 미치는 작용

발 목욕시 대부분 사용하는 약물은 방향성이 있는 약으로, 약물의 기미가 직접 코의 후각신경에 영향을 주어 대뇌를 자극시켜 각 장부에 약물의 기미가 도달, 2차적 질병치료 효과를 거둘 수가 있는 것이다. (한번은 저자가 직접 중국 상해 악양중의병원에 전문적으로 한약을 달이는 곳을 갈 기회가 있었는데, 그들은 평생 한약 냄새를 맡을 수 있는 좋은 기회에 목소리부터 피부까지 한결같이 건강이 철철 넘치는 모습을 목격할 수 있었다.)

④ 국부 자극작용

현대의학연구가 증명하였듯이, 발에는 풍부한 말초신경과 혈관이 있으며, 발의 운동(발을 자유자재로 움직일 수 있는 사람)은 전체적인 운동신경이나 여러 다른 신경들이 발달한 사람이라고 할 수 있다.

예를 들어, 당뇨병 환자들이 맨처음 겪는 자각증상으로 수족의 마비를 들 수 있으며, 면역성 질병의 환자들 또한 손발이 차고, 특히 발 부위에 어혈이 있는 것을 발견할 수가 있다. 이런 연후로 해서 발의 자극, 약물의 자극 등으로 발의 신경을 되살려 역으로 모든 질병을 치료할 수 있는 것이다.

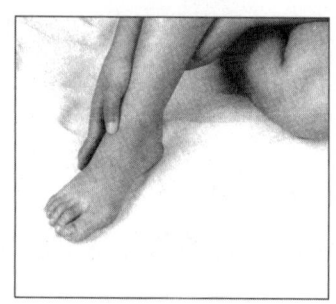

3. 반사구 위치 및 기본 해부지식

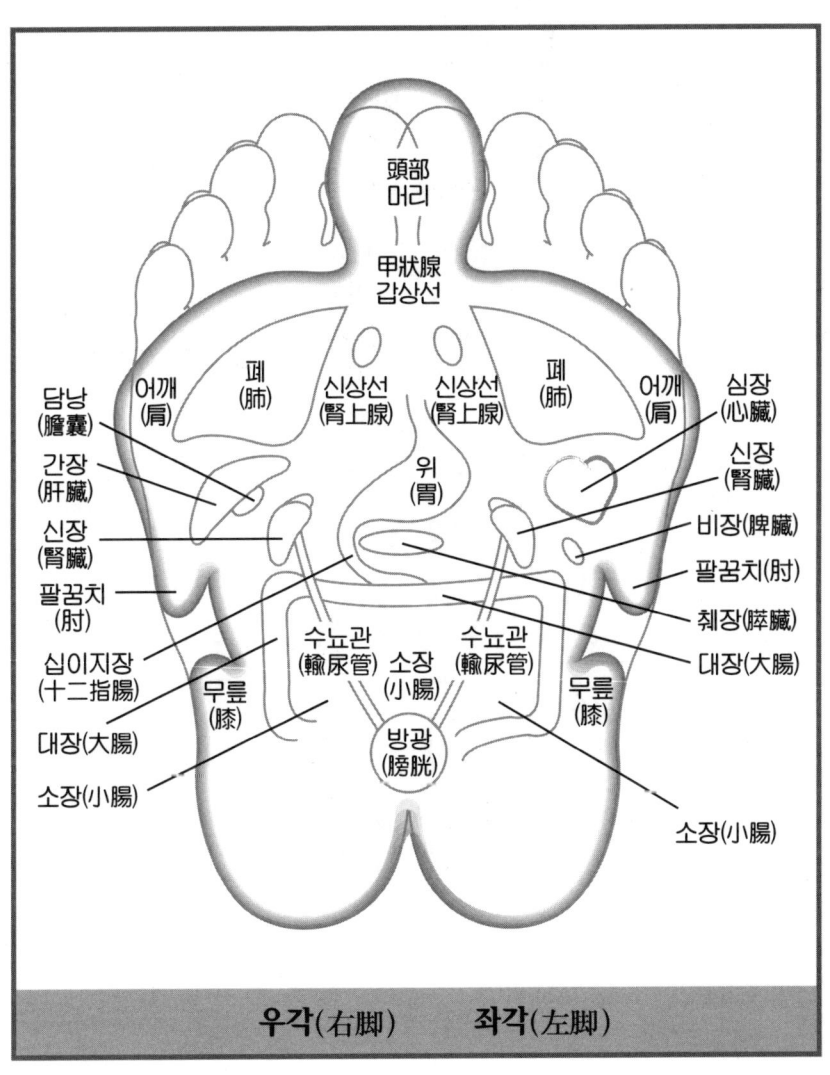

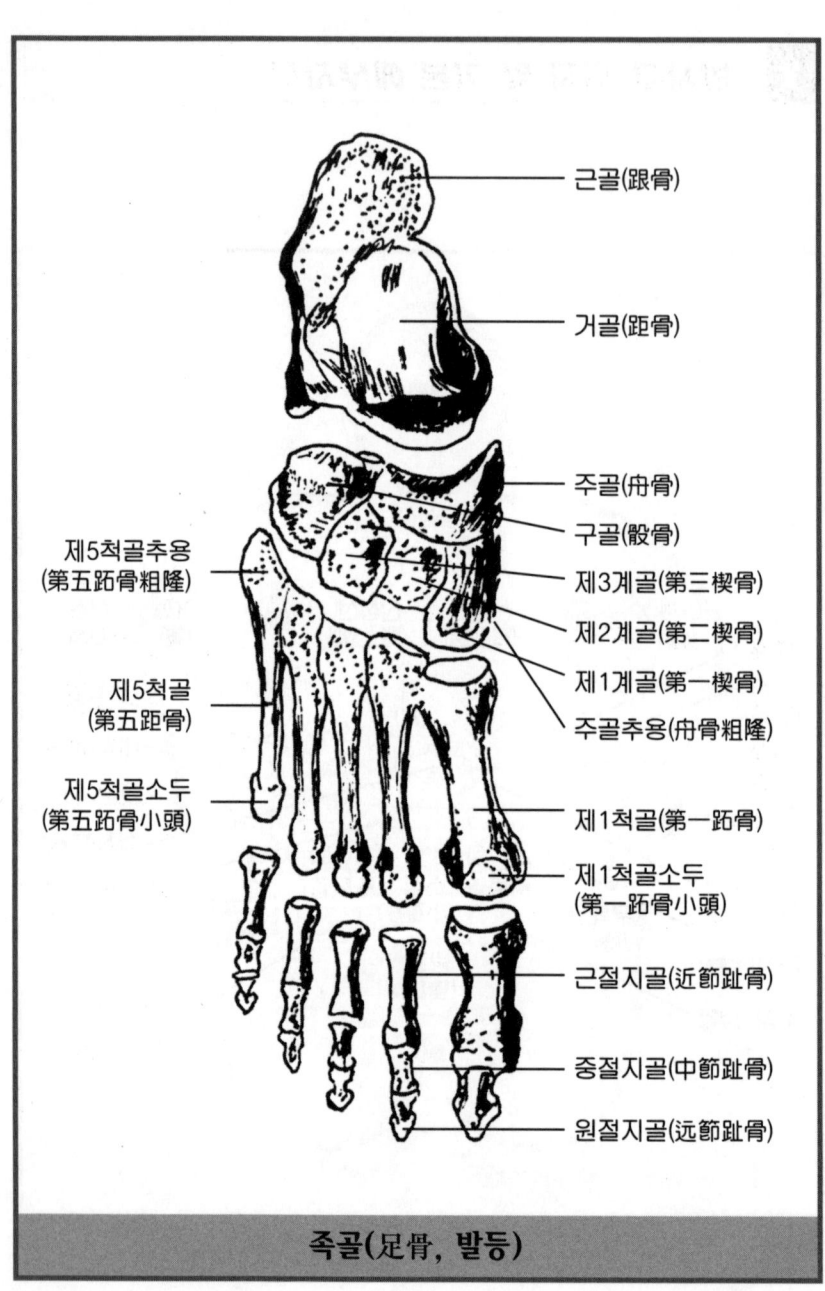

족골(足骨, 발등)

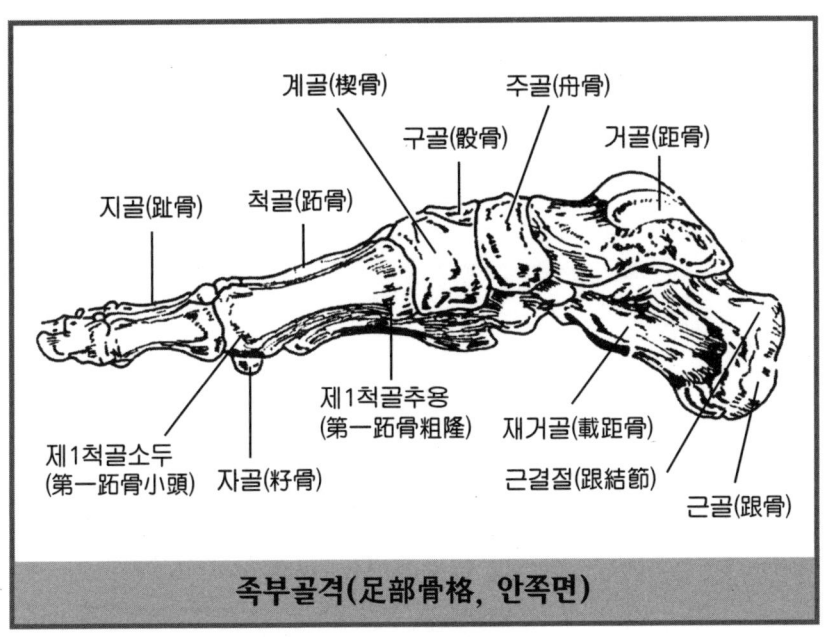

족부골격(足部骨格, 안쪽면)

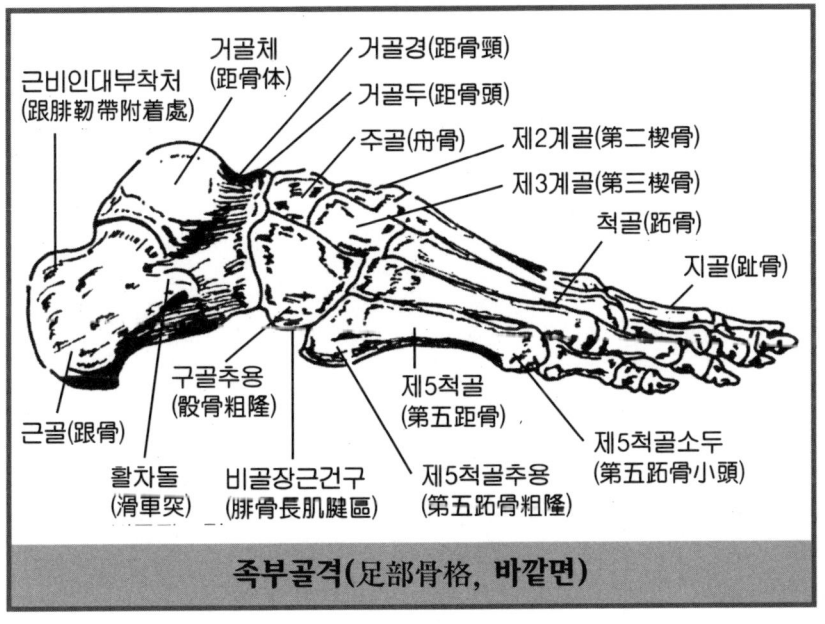

족부골격(足部骨格, 바깥면)

제 3 장
반사구 위치 및 지압방법

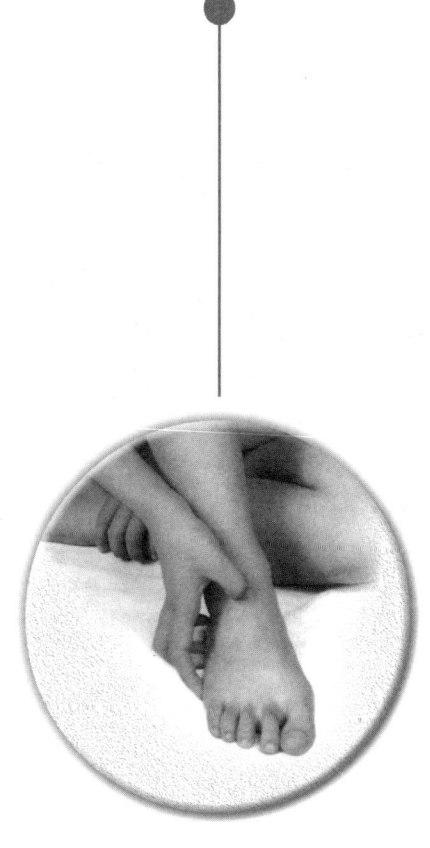

1 신상선(腎上腺)

(1) 해부위치

신상선은 신장 윗부분에 있고, 좌우 각 1개씩이다. 오른쪽의 것은 삼각형의 모양으로 간과 인접해 있고, 왼쪽 것은 반월형으로 위와 분계를 이루고 있다.

(2) 생리기능

신상선은 각종 호르몬을 분비하는 기관으로, 체내의 수염대사평형을 돕는다. 두 개의 신상선은 없어서는 안될 중요한 기관으로, 떼어내면 사람은 곧 죽어 버린다. 또 혈압·심장박동 조절도 함께 한다.

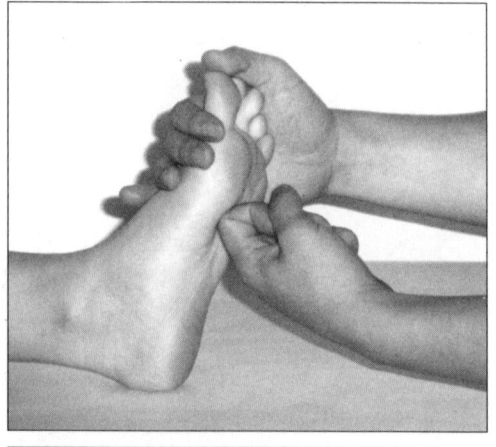

(3) 반사구의 위치

발바닥의 1·2척골 양사이 척지관절에 형성된 '인(人)'자형 교차점의 외측.

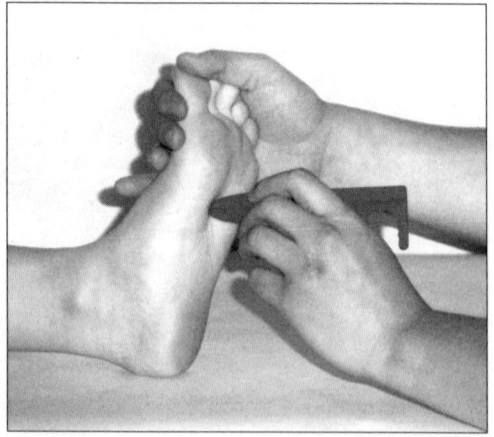

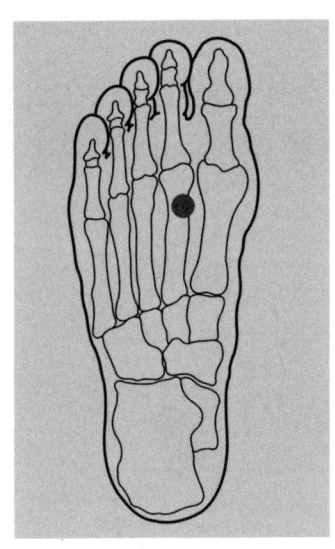

(4) 지압방법

• **주먹식지법** : 주먹을 쥔 상태에서 식지를 내밀어 식지 끝으로 3~4번 힘있게 눌러 준다. 이때 환자로 하여금 뼈근하게 아픈 감이 들 정도로 힘을 주어 지압한다.

• **지압기 이용** : 지압기의 끝을 이용하여 지압한다.

(5) 치료범위

과민성 비염, 풍습병, 관절염, 혼미 신상선부전증, 정력감퇴, 조루, 소변 불리 등.

2 신 장(腎臟)

(1) 해부위치

신장은 척추 양쪽 복막 후방에 있고, 왼쪽 신장 상단은 흉부 11번에, 하단은 요추 2번에 위치해 있으며, 오른쪽 신장은 간 때문에 왼쪽보다 1~2cm 아래에 있다. 양신장의 상단은 정중선과 거리가 비교적 가깝고, 하단부분은 정중선과 거리가 멀어 팔자(八)형으로 배열돼 있다.

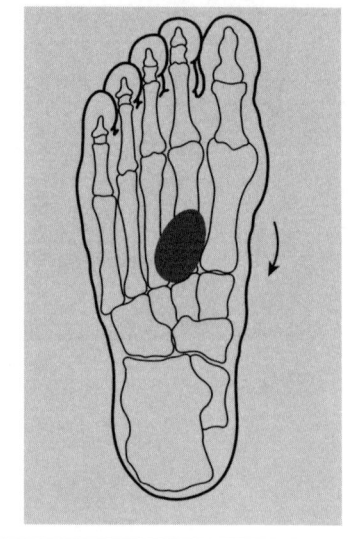

(2) 생리기능

신장은 우리 몸에서 빼놓을 수 없는 중요한 장기 중의 하나이며, 그 기능 또한 이루 헤아릴 수 없이 많다. 여기서 주요 몇 가지를 살펴보면 다음과 같다.

① 인체 대사 이후의 노폐물 및 체내로 진입한 각종 이물질 제거.
② 세포 외액량과 혈액의 삼투압 조절.
③ 체내 주요 전해질 보존.
④ 생물 활동성 물질을 생산하는 역할.

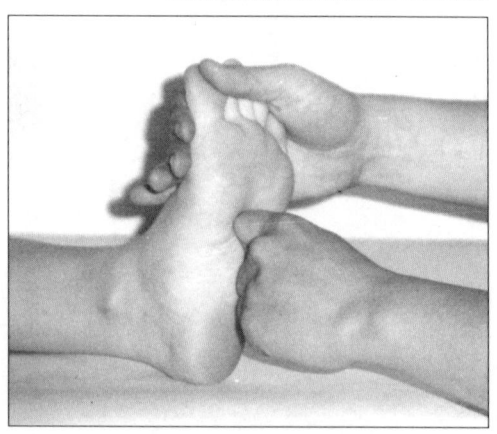

(3) 반사구 위치

양발바닥의 제1척골과 척지관절 사이의 '인(八)' 자 모양 교차점의 후방에 살짝 파인 부분.

(4) 지압방법

• **주먹식지법** : 주먹을 쥔 상태에서 식지를 내밀어 식지 끝으로 3~4번 힘있게 눌러 준다. 이때 환자로 하여금 뻐근하게 아픈 감이 들 정도로 힘을 주어 지압한다.

• **지압기 이용** : 지압기의 끝을 이용하여 지압한다.

(5) 치료범위

각종 비뇨계통 질병, 급성신염, 신기능부전, 신결석, 조루, 수종, 풍습병, 전립선염, 불임 등.

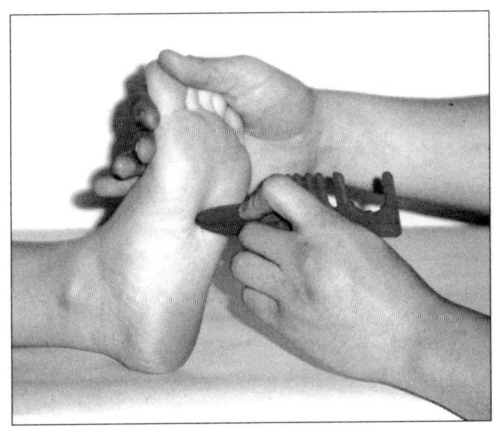

3 수뇨관(輸尿管)

(1) 해부위치

수뇨관은 복강에 위치하며, 좌우 각 1개씩이다. 얇고 긴 근성 관이라 할 수 있으며, 관의 직경은 4~7㎜ 정도이고, 신장과 방광을 연결시켜 주는 통로이기도 하다. 전체 길이는 대략 25~30㎝ 정도가 된다.

(2) 생리기능

요액의 운반 역할.

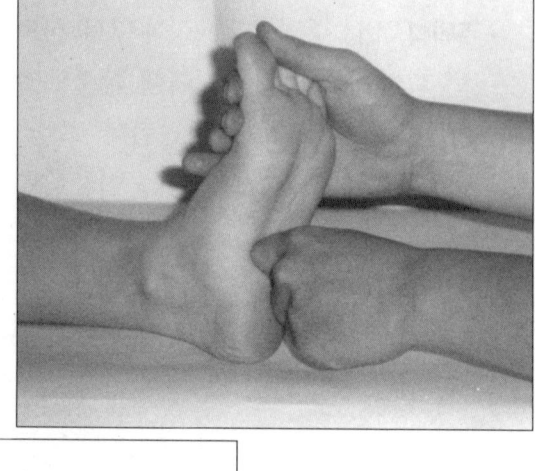

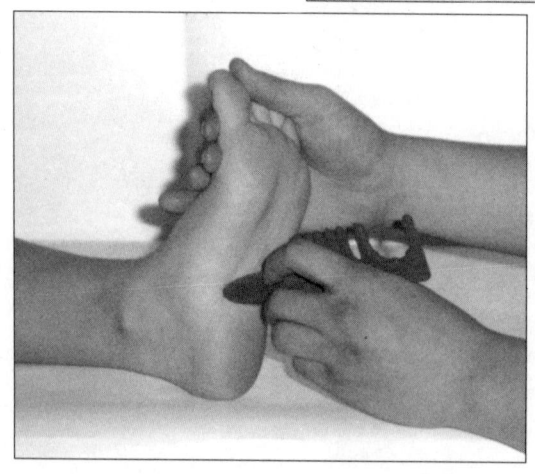

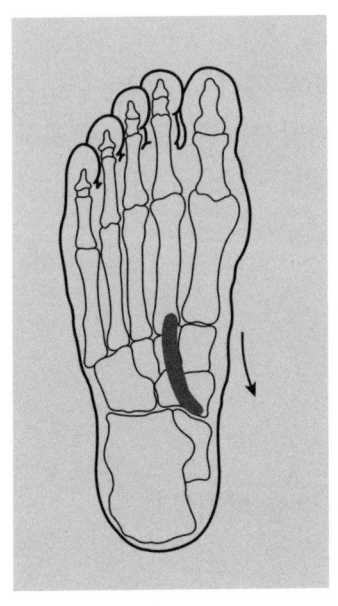

(3) 반사구의 위치
발바닥의 신반사구와 방광반사구 간의 범위이며, 활 모양을 한 형태이다.

(4) 지압방법
• **주먹식지법** : 주먹을 쥔 상태에서 식지를 내밀어 식지 끝으로 3~4번 힘있게 눌러 준다. 이때 환자로 하여금 뻐근하게 아픈 감이 들 정도로 힘을 주어 지압한다.
• **지압기 이용** : 지압기의 끝을 이용하여 지압한다.

(5) 치료범위
신, 수뇨관 및 방광결석, 방광염, 고혈압, 풍습병, 관절염, 식중독, 동맥경화, 수뇨관 협착 등.

4 방 광(膀胱)

(1) 해부위치

방광은 분강 안에 있는 치골연합 후방에 있다. 위로는 수뇨관과 아래로는 요도와 연결되어 있는 근성낭상기관으로 수축팽창성이 크며, 정상 성인의 평균 용적량은 350~500㎖ 최대 800㎖까지 달한다.

(2) 생리기능

잠시 요액을 저장한다.

(3) 반사구 위치

양쪽 복사뼈 아래, 즉 발바닥 안쪽의 주골 아래부분.

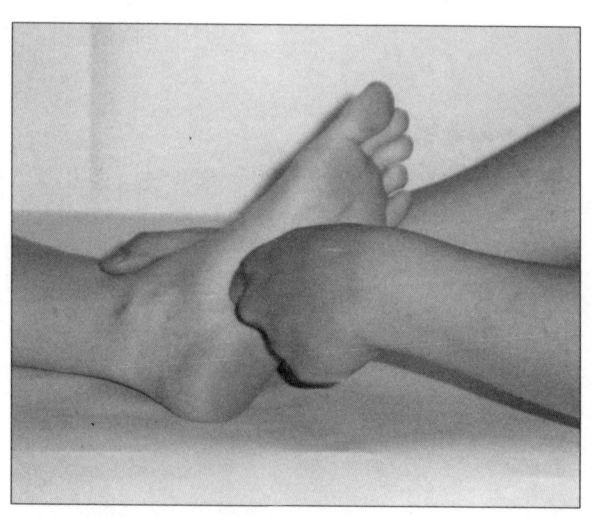

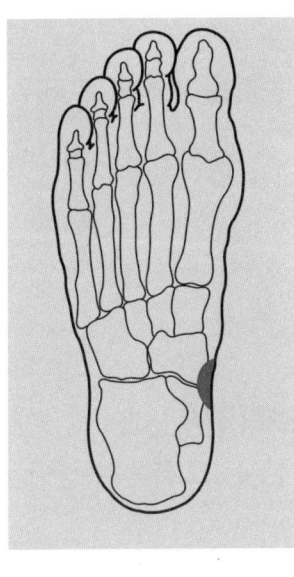

(4) 지압방법

• **주먹식지법** : 주먹을 쥔 상태에서 식지를 내밀어 식지 끝으로 3~4번 눌러주며, 환자로 하여금 뻐근하게 아픈 감이 들 정도로 해준다.

• **지압기 이용** : 지압기의 끝을 이용하여 지압한다.

(5) 치료범위

신, 수뇨관, 결석, 방광염 및 기타 비뇨계통의 질병, 식중독 등.

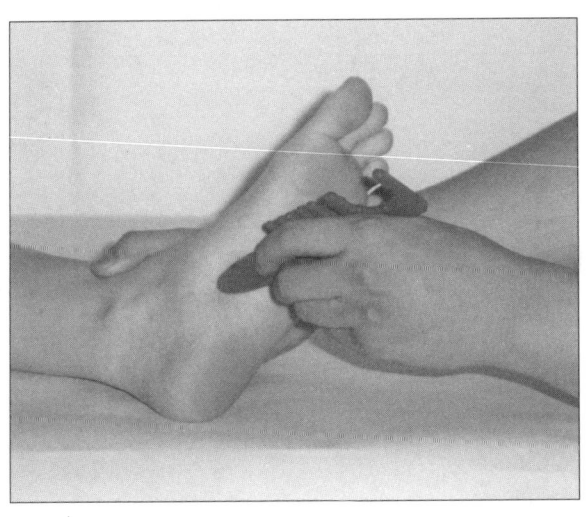

5 액 두(額竇)

(1) 해부위치
액두는 전액에 위치, 비강과 상통하며, 중격을 기점으로 좌우로 나뉜다.

(2) 생리기능
발음할 때 떨리게 하는 역할을 맡는다.

(3) 반사구 위치
양발 엄지발가락 끝부분, 기타 8개 발가락의 끝부분과 중간 아랫부분. 오른쪽 액두는 왼쪽 발상, 왼쪽 액두는 오른쪽 발상에.

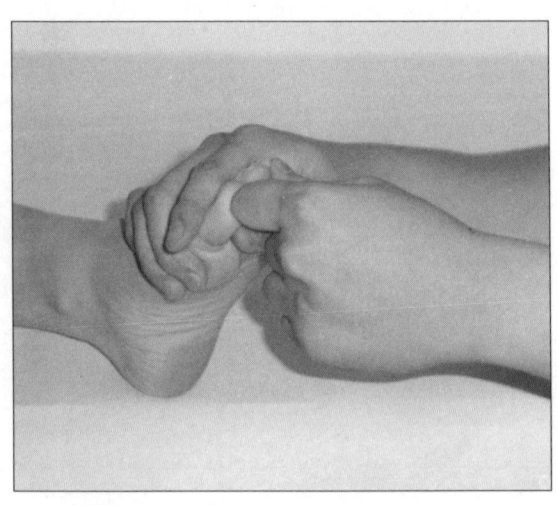

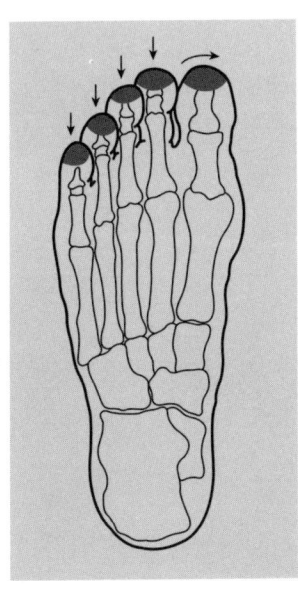

(4) 지압방법

• **주먹식지법**: 식지 끝으로, 엄지의 경우는 안에서 바깥쪽으로 3~4번 지압. 기타 8개의 발가락은 위에서 아래쪽으로 3~4번 지압한다.

• **지압기 이용**: 지압기 끝으로 위와 동일한 방향으로 지압한다.

(5) 치료범위

중풍, 뇌진탕, 비두염, 두통, 현기증, 신경쇠약, 불면증 등.

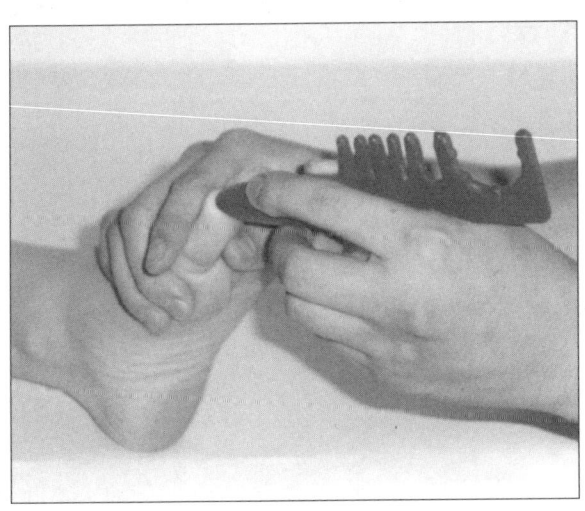

6 수 체(垂體)

(1) 해부위치

수체(뇌하수체)는 0.5~0.7g 정도이며, 대뇌 반사구 하엽골의 '수체와내'에 있으며, 간뇌와 상접해 있다. 선수체와 신경수체로 나뉜다.

(2) 생리기능

수체는 인체의 가장 중요한 내분비선으로 하구 뇌구성의 아주 긴밀한 연계기능의 단위로, 위로는 중추신경계통과 연결, 아래로 기타 내분비선의 교량 역할을 담당한다. 수체는 생장호르몬, 갑상선 자극호르몬, 신상선피질 자극호르몬 성호르몬 등을 분비, 기타 내분비선 활동에 큰 영향을 준다.

특히 중요한 작용으로 인체 성장, 즉 키를 크게 하는데 중요한 작용을 한다.

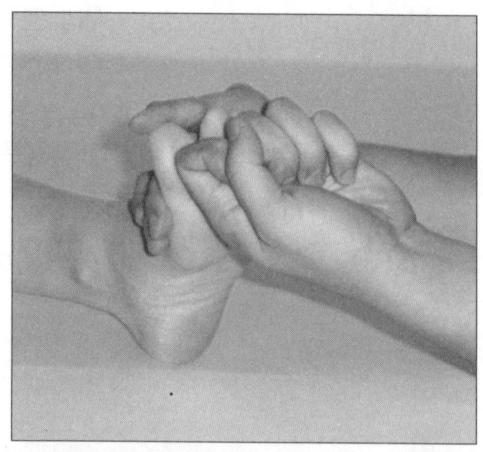

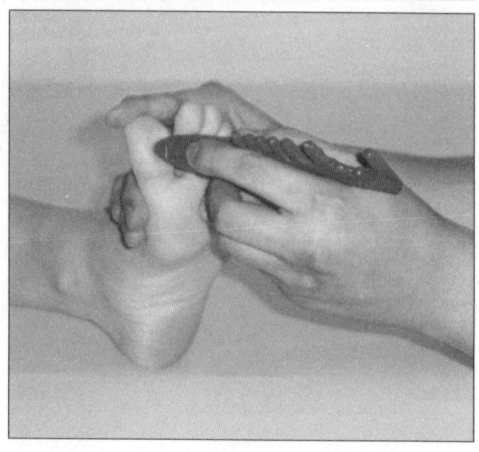

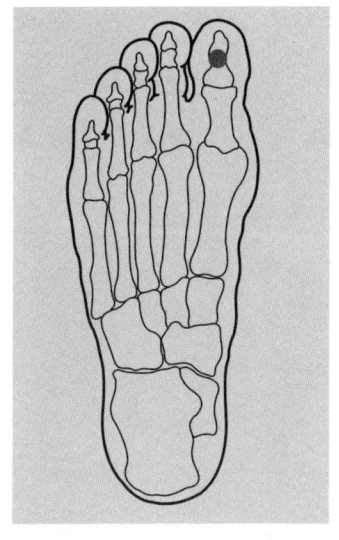
신경 수체는 분비 기능 없이 오직 하구체 호르몬의 저장과 함께 혈압 상승 요량의 감소, 자궁수축 등의 기능을 한다.

(3) 반사구 위치
양발 엄지발가락의 중앙부위.

(4) 지압방법
• **주먹식지법** : 주먹을 쥔 상태에서 식지를 내밀어 식지 끝으로 반사구 위치를 4~5번 꾹 눌러 준다.
• **지압기 이용** : 지압기 끝을 이용하여 지압한다.

(5) 치료범위
내분비기능실조(갑상선, 갑상방선, 신상선, 생식선, 비장, 이장 기능 실조), 소아발육불량, 갱년기종합증, 전립선비대, 이뇨 등.

7 소뇌 · 뇌간(小腦 · 腦干)

(1) 해부위치

소뇌는 두개골강 안에 있고, 대뇌는 반구침엽 아래에 있다. 뇌간은 중뇌 · 뇌교 · 연수 3부분으로 구성, 소뇌 앞에 있으며, 대뇌반구와 척수 사이에 위치한다.

(2) 생리기능

소뇌는 중요 3가지 기능이 있다.
① 신체평형을 유지
② 근육장력 조절
③ 근육운동에 협조

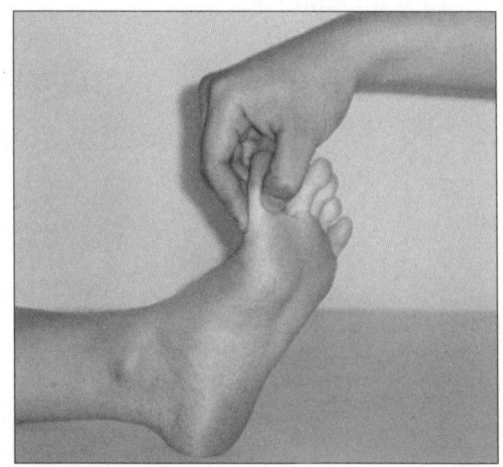

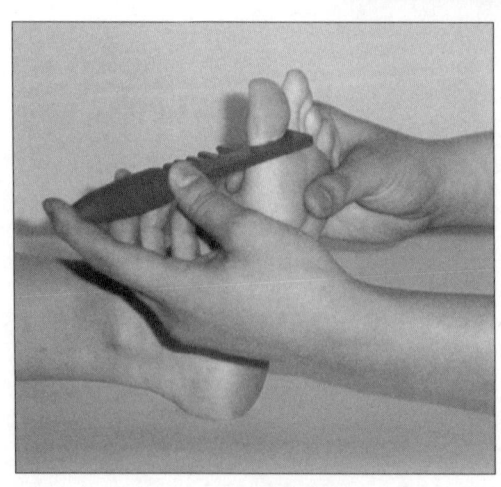

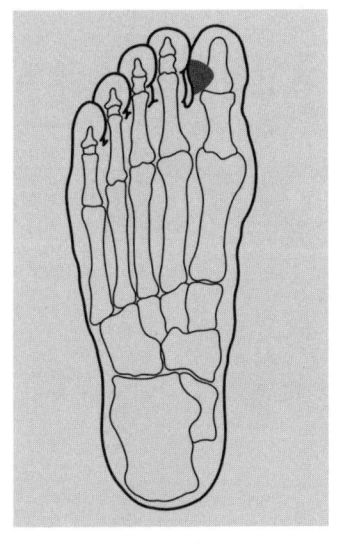
뇌간과 척수는 똑 같이 반사, 전도 기능을 담당한다. 뇌간에는 중요한 신경중추들이 있는데, 예를 들어 심혈관운동중추, 호흡중추, 구토중추가 있다.

(3) 반사구 위치
양엄지발가락 끝부분, 둘째 발가락에 인접한 부위 오른쪽 소뇌, 뇌간은 왼발에 왼쪽소뇌, 뇌간은 오른발에 위치.

(4) 지압방법
- **엄지겸법** : 엄지손가락으로 꼬집어 비틀 듯 지압한다.
- **지압기 이용** : 지압기 앞의 파인 부분을 반사구에 대고 좌우로 돌려가며 지압한다.

(5) 치료범위
뇌진탕, 고혈압, 불면증, 저혈압, 현기증, 두통, 근육긴장, 평형실조, 구토 등.

8 삼차신경(三叉神經)

(1) 해부위치

삼차신경은 두개골 양쪽에 위치하며, 즉 12개 쌍의 뇌신경 중 5번째 쌍을 말한다.

삼차신경은 안신경, 상합신경, 하합신경을 포함하고 있고, 눈 주위·비강 주위·구강 주위에 분포하며 그 말초신경은 얼굴 피부에 분포한다.

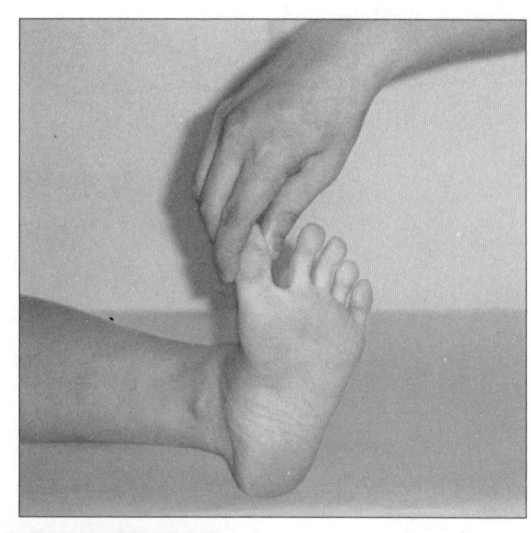

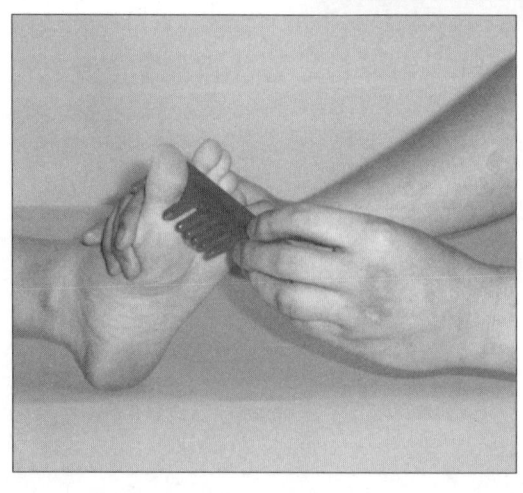

(2) 생리기능

삼차신경은 안면부의 감각신경과 저작근(씹는 운동을 하는 근육)의 신경을 지배한다. 또 눈 부위, 상하합, 구강, 안면 부위 근육운동 및 감각을 지배한다.

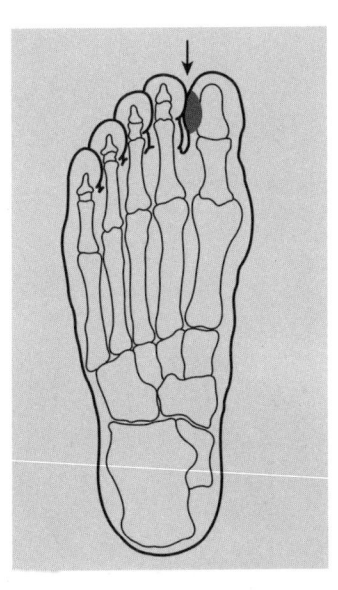

(3) 반사구 위치

양엄지발가락의 안쪽, 소뇌 반사구의 상전방 오른쪽 삼차신경은 왼발상, 왼쪽 삼차신경은 오른발상에 있다.

(4) 지압방법

• **엄지경법** : 아래 방향으로 꼬집듯 지압하며 내려간다.

• **지압기 이용** : 지압기 앞의 파인 부분을 반사구에 대고 좌우로 돌려가며 지압한다.

(5) 치료범위

편두통, 안면신경마비, 불면증, 사시, 치통 등.

9 코(鼻腔)

(1) 해부위치
코는 누구나도 잘 알고 있는, 호흡을 처음 시작하는 부분으로, 외비·비강·부비도 3부분으로 나뉜다.

(2) 생리기능
코는 후각기관·호흡기관이며, 공기의 여과기능, 공기를 따뜻하게 만드는 기능 등을 한다.

(3) 반사구 위치
양엄지발가락 안쪽 끝부분, 즉 제1간관절 부위. 오른쪽 코는 왼발에, 왼쪽 코는 오른발에 위치.

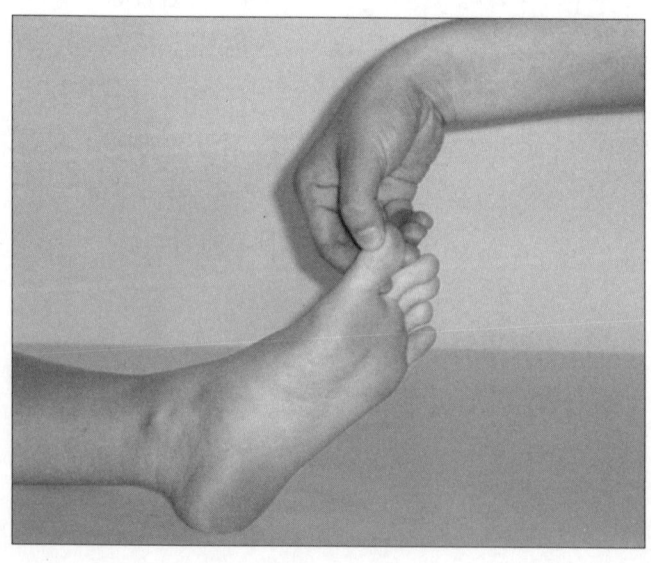

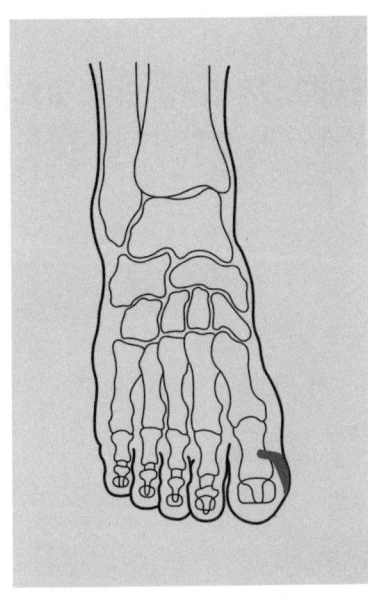

(4) 지압방법

• **엄지겸법 · 주먹식지법** : 엄지손가락으로 비틀 듯 지압, 혹은 식지관절 끝으로 반사구의 위치를 힘있게 3~4번 눌러 준다.

• **지압기 이용** : 지압기 앞의 파인 부분을 반사구에 대고 좌우로 돌려가며 지압한다.

(5) 치료범위

코막힘, 코흘림, 비염, 코피, 과민성 비염, 호흡기, 감염 등.

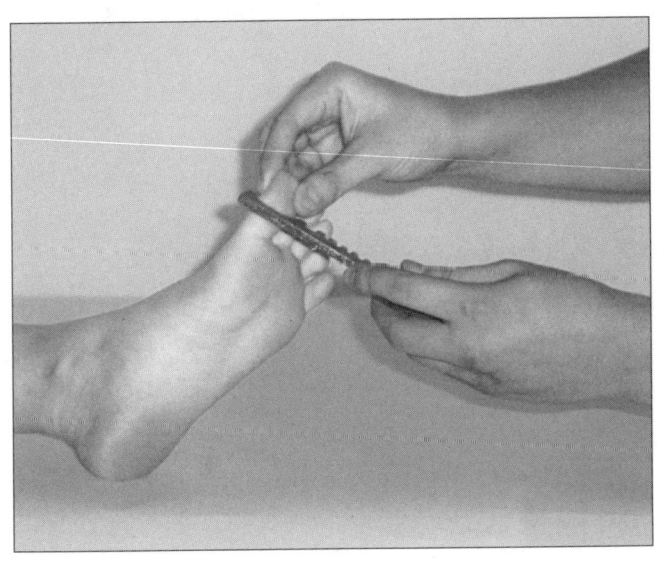

10 대 뇌(大腦)

(1) 해부위치

대뇌는 머리에서 가장 중요한 기관이다. 두개골강 안에 있으며, 일반적으로 1200~1500g 정도 무게이다. 성인의 경우 몸무게의 1/5 정도.

(2) 해부기능

인간의 대뇌피층은 고도로 발달되어 있으며, 감각분석기능과 인체운동 및 내장활동기능 체온조절, 생식기능, 언어학습, 기억력 등의 기능을 조절한다.

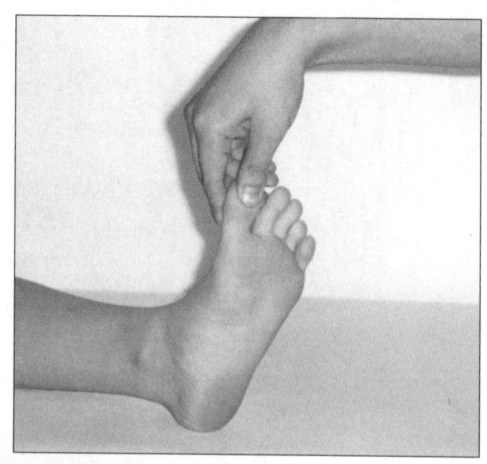

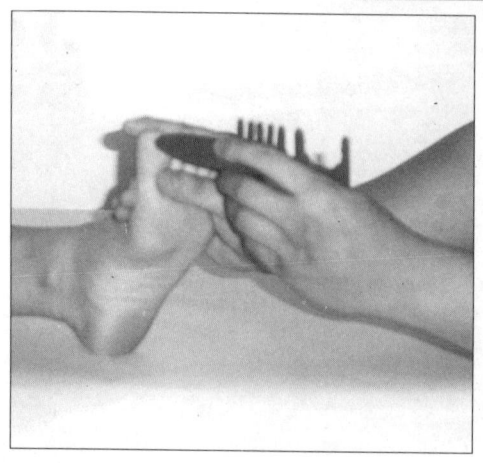

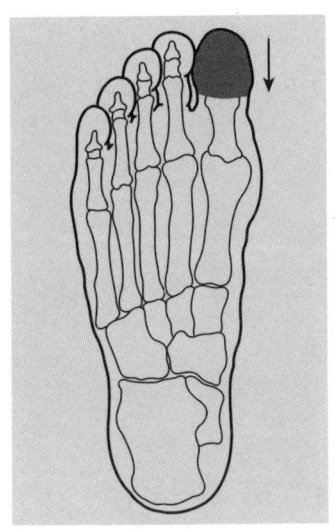

(3) 반사구 위치
엄지발가락 밑바닥 전체 부분.

(4) 지압방법
• **주먹식지법** : 주먹을 쥔 상태에서 식지를 내밀어 식지 끝으로 3~4번 힘있게 눌러 준다. 이때 환자로 하여금 뻐근하게 아픈 감이 들 정도로 힘을 주어 지압한다.

• **지압기 이용** : 지압기의 끝을 이용하여 지압한다.

(5) 치료범위
고혈압, 저혈압, 두통, 청각장애, 시각장애, 신경쇠약, 뇌진탕, 중풍 등.

11 경 항(頸項)

(1) 해부위치
경항은 쉽게 말해서 '목'을 가리키는 것인데, 앞부분을 '경', 뒷부분을 '항'이라 일컫는다.

(2) 생리기능
머리와 가슴 부위를 연결하는 요체로, 머리의 각종 방위운동을 도와준다.

(3) 반사구 위치
양엄지발가락 밑바닥 끝쪽을 횡단하는 부위. 민감부위는 발가락의 외측, 오른쪽 경항은 왼쪽발에, 왼쪽 경항은 오른쪽 발에 위치.

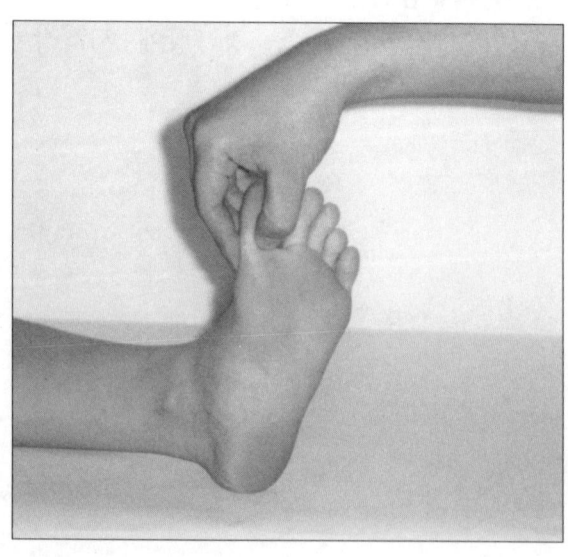

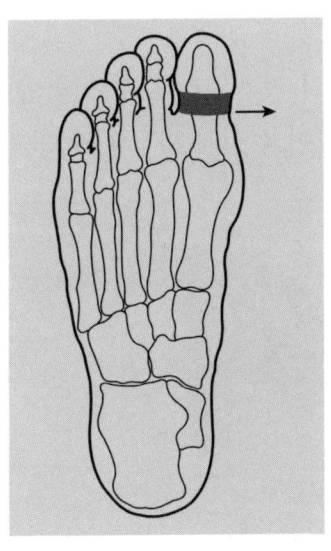

(4) 지압방법

• **엄지겸법** : 반사구 위치를 엄지손가락 끝으로 돌려 가면서 지압한다.

• **지압기 이용** : 지압기 앞의 파인 부분을 반사구에 대고 좌우로 돌려 가며 지압한다.

(5) 치료범위

경추병, 낙침(수면자세의 이상으로 목 부위가 아픈 경우) 등.

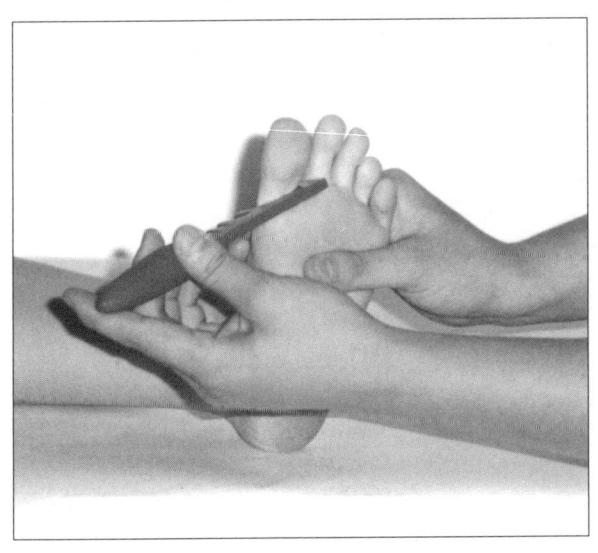

12 경 추(頸椎)

(1) 해부위치

경추는 척추의 가장 윗부분으로, 7개의 경추체로 구성되어 있고, 경추의 손상으로 팔마비, 두통, 심지어 전신마비까지 이르는 위험이 있다.

(2) 생리기능

머리의 각종 운동을 도와준다.

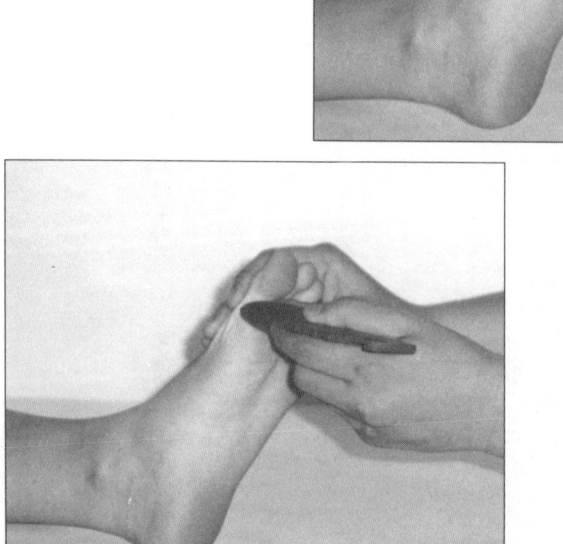

64 ■ 제3장 / 반사구 위치 및 지압방법

(3) 반사구 위치
양엄지발가락 끝의 안쪽.

(4) 지압방법
• 엄지겸법 : 둘째와 셋째 손가락 사이에 엄지발가락을 끼어 엄지를 식지에 놓고 3~4번 눌러 주면서 돌려준다.
• 지압기 이용 : 지압기 끝을 이용하여 지압, 혹은 지압기 앞의 파인 부분을 반사구에 대고 좌우로 돌려가며 지압한다.

(5) 치료범위
각종 경추병변, 경추병으로 인한 두통, 발다리의 마비 등.

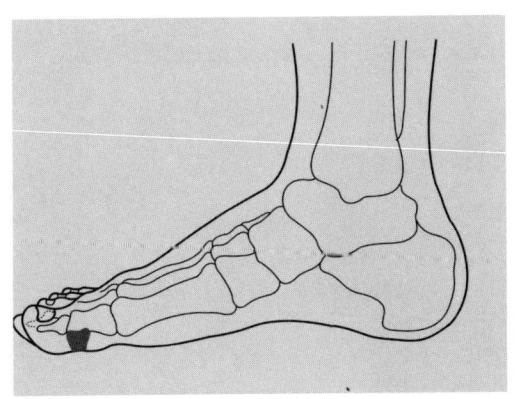

13 갑상방선(甲狀旁腺)

(1) 해부위치

갑상방선(부갑사선)은 갑상선측엽 뒤에 위치. 일반적으로 상·하 2개가 있고, 담홍색으로 0.05~0.3g 무게가 일반적이다.

(2) 생리기능

갑상방선의 호르몬은 체내의 Ca. P을 조절하는 작용을 하고, 만약 이것을 떼어 버리면 혈액내의 Ca 부족으로 손발이 떨리며, 급기야 사망까지 이르기도 한다.

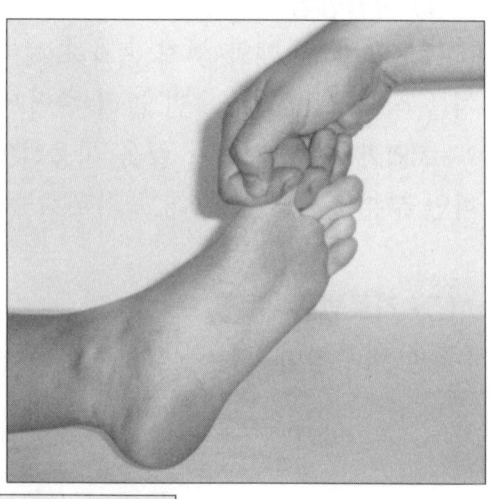

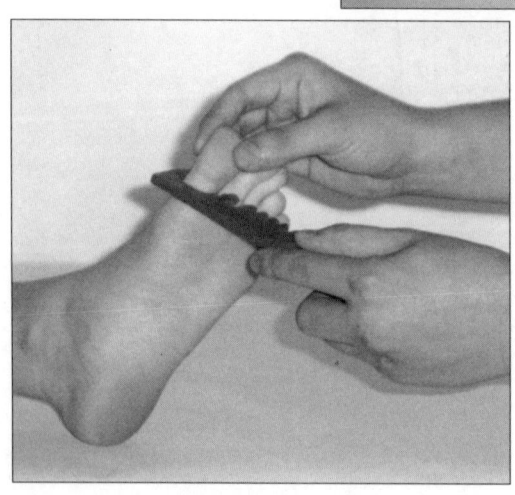

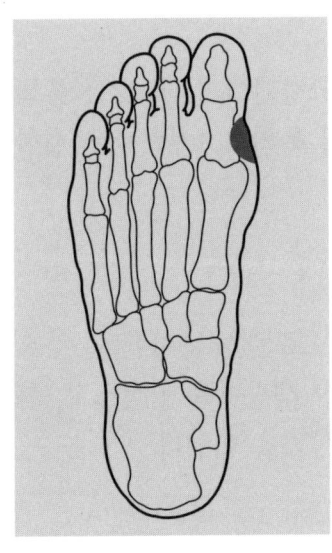

(3) 반사구 위치
양엄지발가락 안쪽 들어간 곳.

(4) 지압방법
• 엄지겹법 : 둘째와 셋째 손가락 사이에 엄지발가락을 끼어 엄지를 식지에 놓고 3~4번 눌러 주면서 돌려준다.

• 지압기 이용 : 지압기 앞의 파인 부분을 반사구에 대고 좌우로 돌려가며 지압한다.

(5) 치료범위
갑상방선기능 감퇴로 인한 Ca부족증상, 손발떨림, 수족마비, 손발톱무름, 노인성 골다공증, 신결석, 불면증, 백내장, 간질 등.

14 갑상선(甲狀腺)

(1) 해부위치

갑상선은 목 앞에 위치하며, 근모로 고정되어 있다. 짙은 홍색으로 20~40g 정도의 무게이며, 2개의 측엽과 1개의 갑상선협으로 구성되어 있다.

(2) 생리기능

갑상선은 요드를 저장하며, 갑상선 호르몬을 분비한다. 주요 작용으로 신진대사를 촉진, 인체의 정상 생장발육에 힘쓰고, 특히 골격과 신경계통 발육에 지대한 영향력을 미친다.

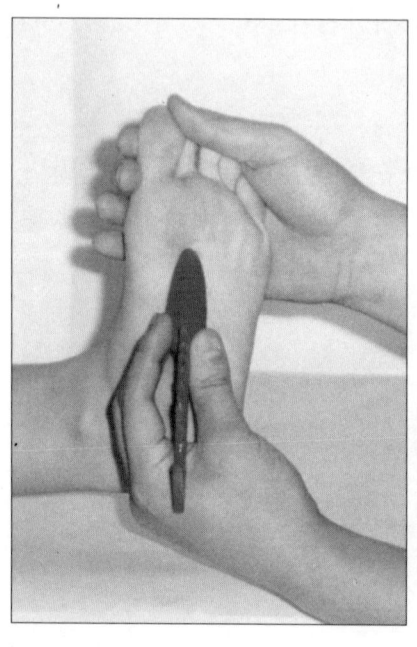
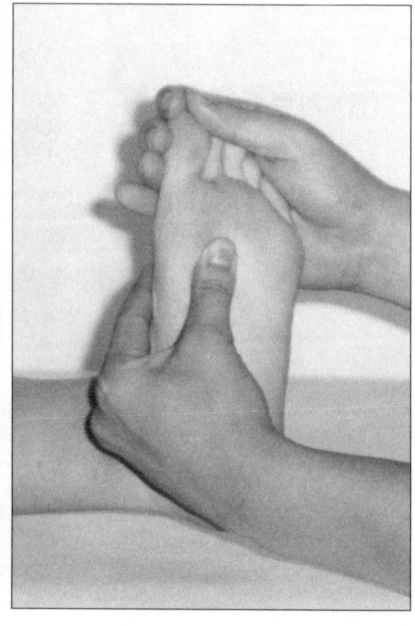

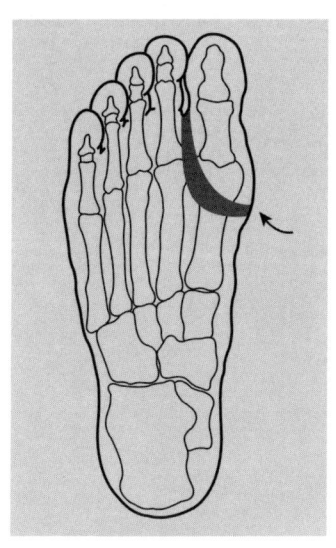

(3) 반사구 위치
 엄지, 둘째 발가락 사이 활 모양의 구역.

(4) 지압방법
 • **엄지추압법** : 엄지손가락의 배부분을 이용하여 반사구 밑에서 위로 밀듯이 지압한다.
 • **지압기 이용** : 지압기 끝을 이용하여 지압한다.

(5) 치료범위
갑상선기능 항진 · 저하, 갑상선염, 심계, 불면증, 정서불안 등.

15 눈(眼)

(1) 반사구 위치

양발바닥, 제2·3번째 발가락의 끝부분.

(2) 지압방법

• 주먹식지법·엄지추압법 : 먼저 식지로 반사구를 눌러주고, 그 다음 엄지를 이용 4~5번 반사구를 밀면서 지압해 준다.

• 지압기 이용 : 지압기 끝을 이용하여 지압한다.

(3) 치료범위

결막염, 각모염, 근시, 원시, 복시, 백내장 등.

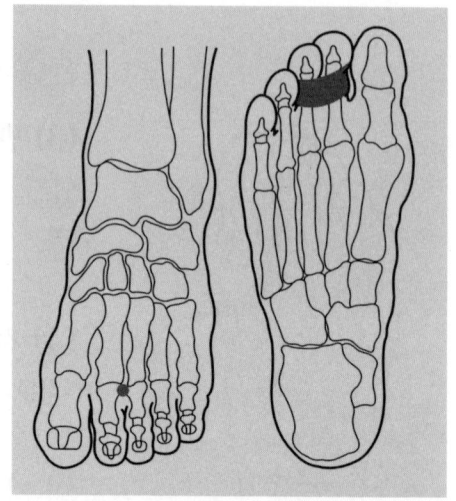

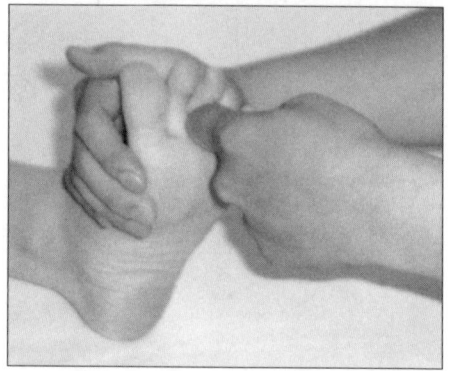

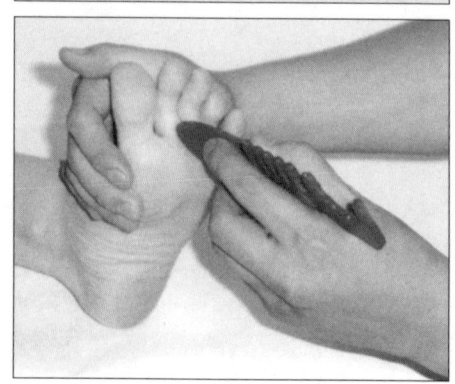

16 귀(耳)

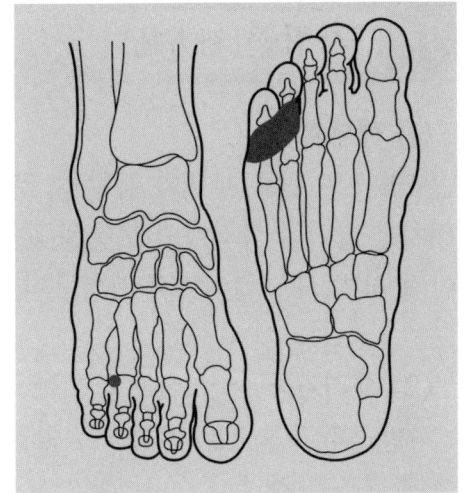

(1) 반사구 위치

양발바닥 제4~5번 발가락 끝부분. 오른쪽 귀는 왼발에, 왼쪽귀는 오른발에 위치한다.

(2) 지압방법

• 주먹식지법 · 엄지추압법 : 식지의 관절 부위로 반사구 구역을 눌러 준 다음, 엄지의 배 부분으로 다시 밀듯이 지압해 준다.

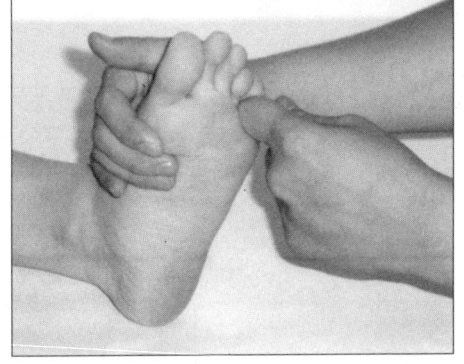

• 지압기 이용 : 지압기 끝을 이용 지압한다.

(3) 치료범위

중이염, 이명(귀울림) 등.

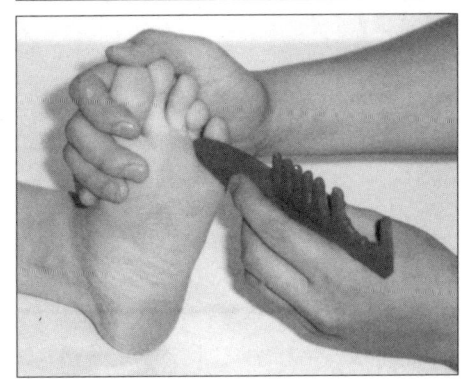

17 사방근(斜方肌)

(1) 해부위치
사방근은 뒷목 부위와 등부분, 즉 항부(項部)와 배부(背部)에 위치한 납작한 삼각형의 모양을 갖추며, 좌우 두 개의 근육이 모아져 사방(斜方)형이어서 사방근이라 한다.

(2) 생리기능
사방근의 수축으로 견갑골을 척추방향으로 밀어 주고, 상지운동에 협조를 해준다.

(3) 반사구 위치
양발가락의 끝부분 전체(눈·귀 반사구를 합쳐 놓은 구역).

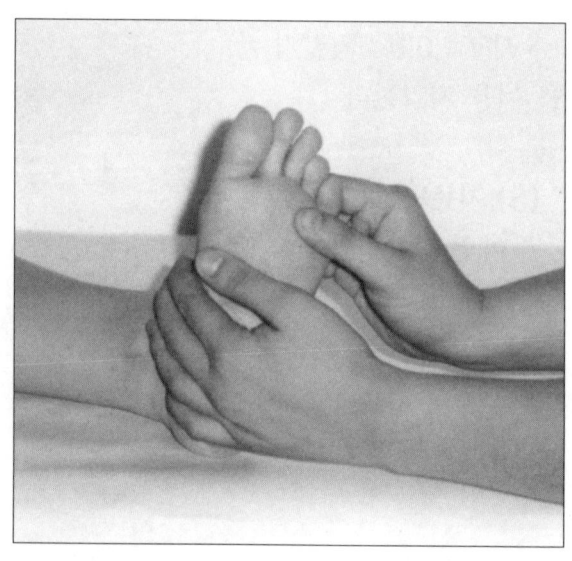

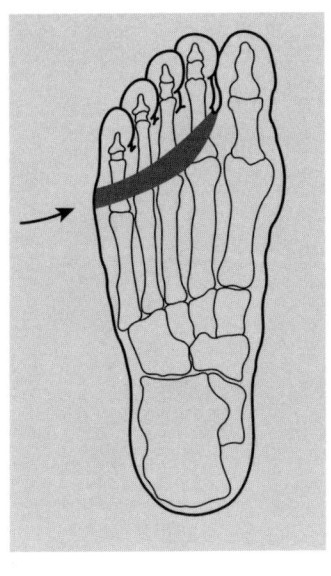

(4) 지압방법

• 주먹식지법 · 엄지추압법 : 식지의 관절 끝부분으로 반사구 구역을 눌러 준 다음, 엄지의 배부분을 이용 밀듯이 지압한다.

• 지압기 이용 : 지압기 끝을 이용 지압한다.

(5) 치료범위

목 부위의 통증, 상지마비, 낙침(잠을 잘못 자서 목이 아픈 경우) 등.

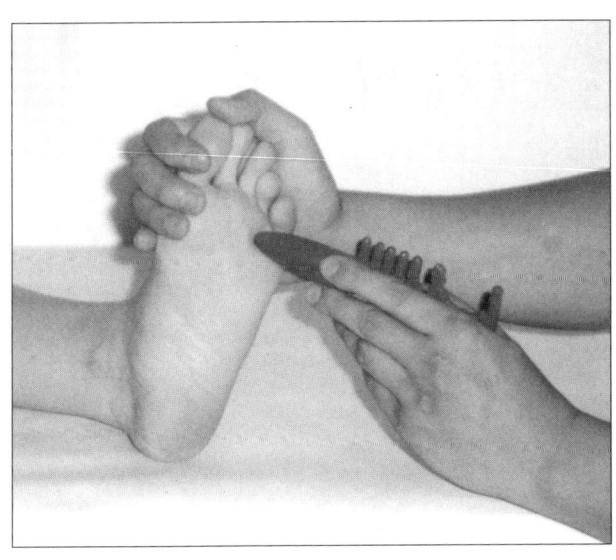

18. 폐·기관지(肺·氣管支)

(1) 해부위치

폐는 흉강 안에 하나씩 있으며, 중간에는 심장이 자리잡고 있다. 기관지가 폐로 연결되어 반복적으로 가지를 치는데, 이 가지는 칠수록 더욱 가늘어진다. 이것을 흔히 지기관수(支氣管樹)라 칭한다.

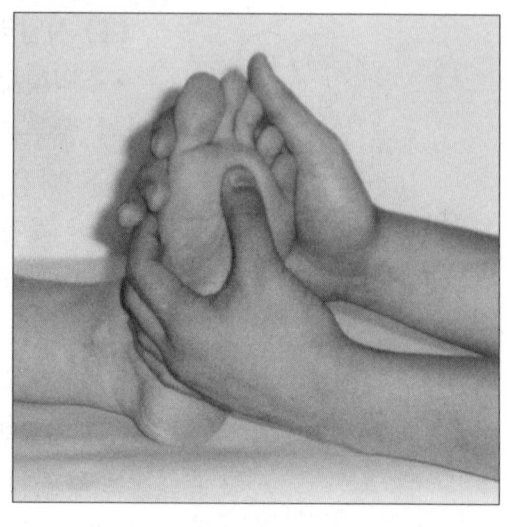

(2) 생리기능

폐는 우리의 원만한 신진대사의 활동을 위해서 끊임없이 외부로부터 산소를 공급받고 이산화탄소를 내보낸다. 폐는 이같은 기체교환의 중요 장소이다.

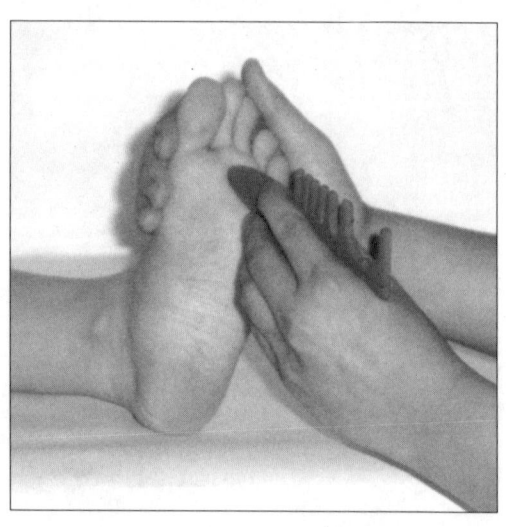

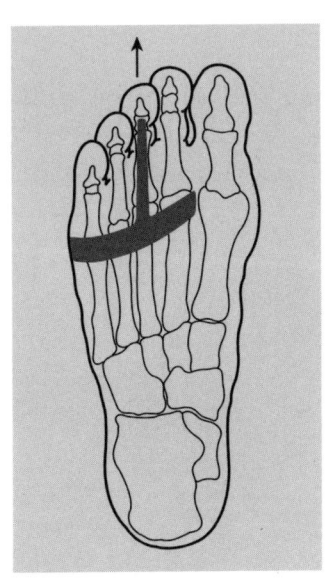

(3) 반사구위치

양발바닥, 사방근 반사구 구역 아래쪽 부근, 기관지 구역은 폐반사구에서 세번째 발가락쪽으로 올라가는 구역.

(4) 지압방법

• **주먹식지법 · 엄지추압법** : 안에서 바깥쪽으로 지압해 준다. 기관지는 엄지로 아래서 위로 밀듯 지압한다.

• **지압기 이용** : 지압기 끝을 이용 지압한다.

(5) 치료범위

폐 및 기관지 질환, 폐렴, 기관지 염증, 천식, 폐결핵, 비염, 폐기종, 가슴 답답증 등

19 심 장(心臟)

(1) 해부위치
심장은 중강근성기관(中腔筋性器官)으로 양쪽 폐 사이에 위치하며, 2/3가 정중선의 왼쪽에 있다.

(2) 생리기능
심장은 심혈관 계통의 가장 중심이다. 끊임없는 운동으로 우리 몸의 혈액순환을 정상적으로 돌게 해 주는 기능을 담당하고 있다.

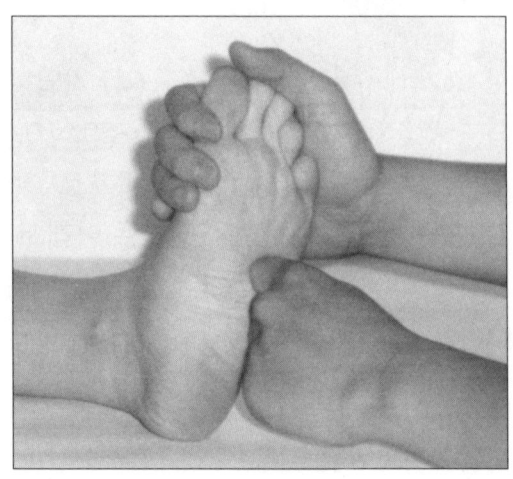

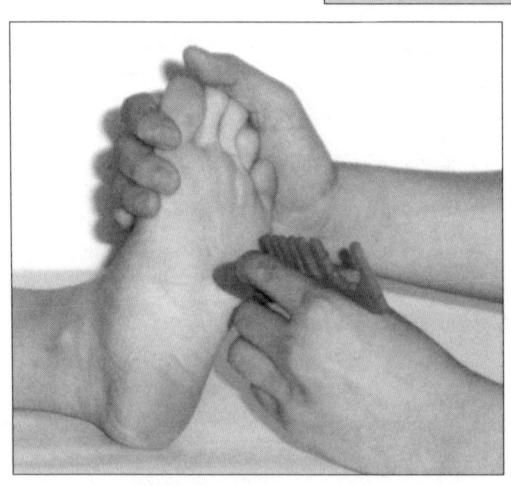

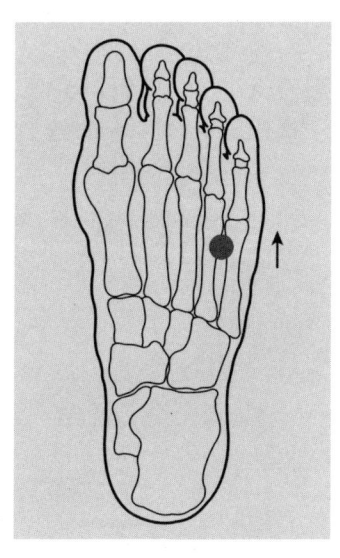

(3) 반사구 위치

폐 반사구 아래쪽, 왼발 제4·5번 발가락 사이에서 약 7㎝ 내려온 곳.

(4) 지압방법

• **엄지추압법** : 반사구 구역을 아래서 위로 엄지로 밀듯 지압해 준다.

• **주먹식지법** : 식지관절 부위로 반사구 위치를 꾹꾹 눌러 준다. 다만 심장 반사구는 만약 심장계통의 질병이 심한 경우나, 심장이 약한 환자에게 너무나 큰 자극을 주지 않도록 한다.

• **지압기 이용** : 지압기 끝을 이용 지압한다.

(5) 치료범위

심장질환(관심병·심교통·심근경색), 불면증, 신경쇠약, 건망증, 간질, 히스테리 등.

20 비 장(脾臟)

(1) 해부위치

비장은 왼쪽 늑골구, 위장 아래쪽과 횡격막 사이에 위치한다. 즉 제9~11번 늑골 부근에 있으며, 매우 부드럽고, 외부의 충격에 쉽게 손상을 입는다.

(2) 생리기능

비장은 혈액을 저장하는 기능이 있으며, 대략 30% 정도의 혈소판을 저장한다. 임파세포를 생산하여 면역반응의 항체 생산, 소화에도 도움을 준다.

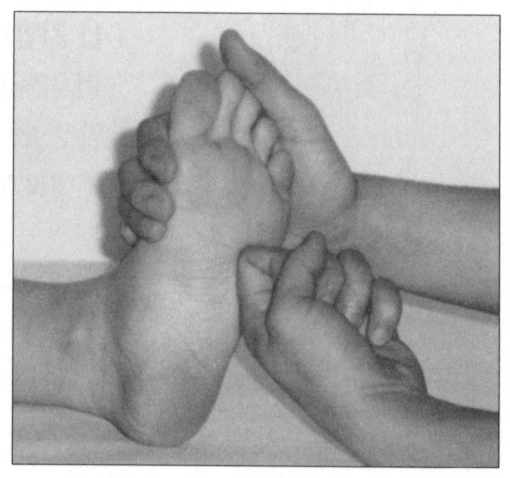

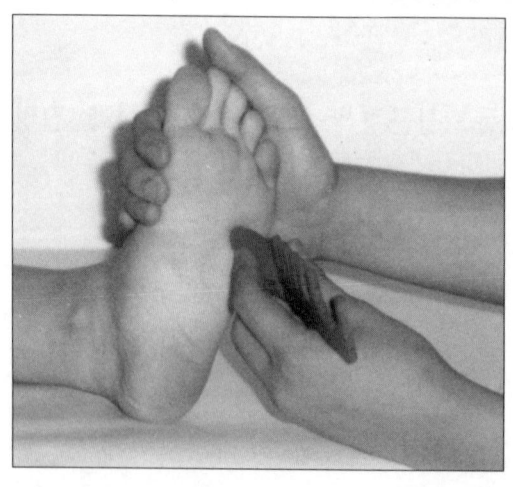

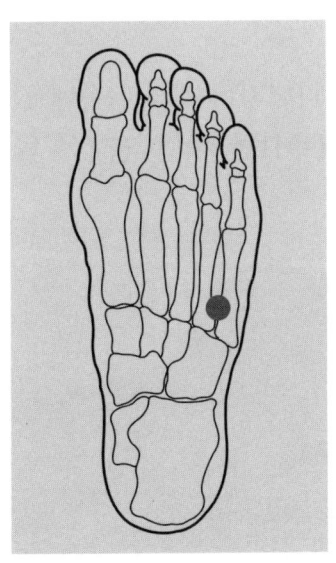

(3) 반사구 위치

왼발 제4·5번 척골 아래, 즉 심·반사구 아래쪽.

(4) 지압방법

• 주먹식지법 : 식지관절 끝으로 반사구 구역을 3~4번 눌러 준다.

• 지압기 이용 : 지압기 끝을 이용 지압한다.

(5) 치료범위

빈혈, 식욕부진, 소화불량, 각종염증, 면역력 저하, 생리불순, 피부병 등.

21 위 장(胃臟)

(1) 해부위치

위장은 대부분 좌늑골구에 위치한다. 나머지는 배의 위쪽에 있고, 분문(위의 첫 시작부분)이란 곳은 흉추11번 좌측에서 식도와 연결, 유문(위의 마지막 부분)은 요추우측에서 십이지장과 연결되어 있다.

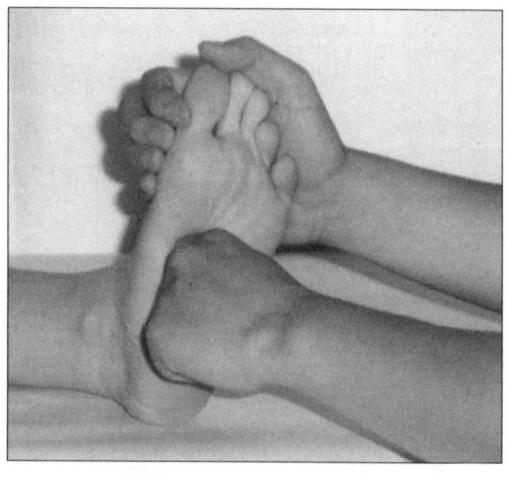

(2) 생리기능

위장은 음식물을 받아들이고, 위액을 분비, 초보소화를 담당한다.

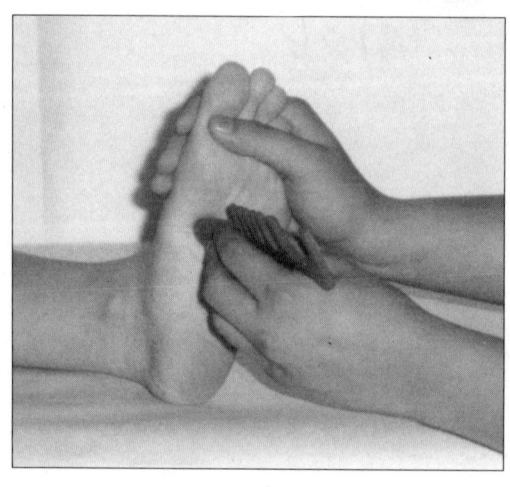

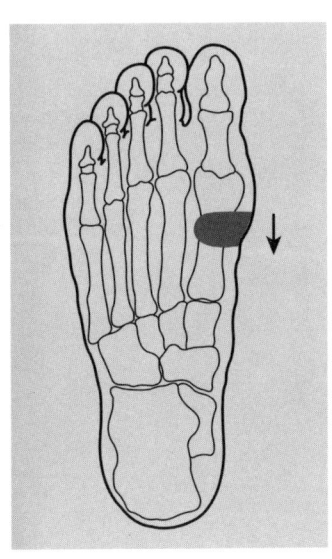

(3) 반사구 위치

양발바닥, 제1척지관절 후방(아래쪽). 손가락 하나 굵기의 구역.

(4) 지압방법

• **주먹식지법** : 식지로 위에서 아래쪽으로 밀듯이 지압한다.

• **지압기 이용** : 지압기 끝을 이용 지압한다.

(5) 치료범위

위장질환(구토, 위통, 위산과다, 소화불량, 위염, 십이지장궤양, 위하수 등).

22 이 장(胰臟)

(1) 해부위치

이장은 위장 뒤쪽, 복부 후벽에 가로로 있으며, 제1~2번 요추부근에 위치한다. 무게는 대략 70g 정도.

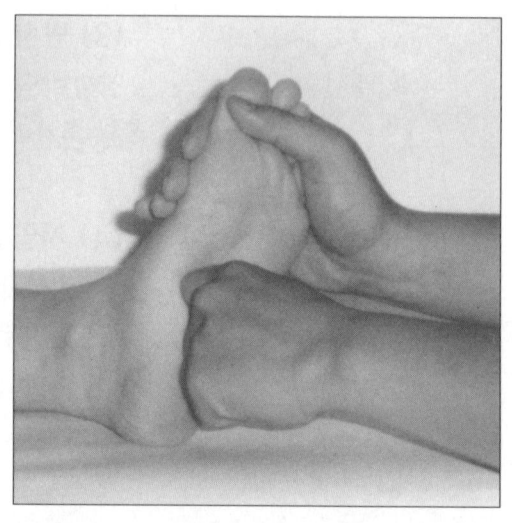

(2) 생리기능

이장은 내분비, 외분비 기능을 겸하고 있다. 내분비 기능으로 인슐린을 분비, 인체내의 당대사 및 기타 영양물질 대사의 중요한 조절기능을 하고, 외분비 기능으로 이자액을 분비시켜 소화과정(특히 단백질과 지방의 소화)에 중요한 작용을 한다.

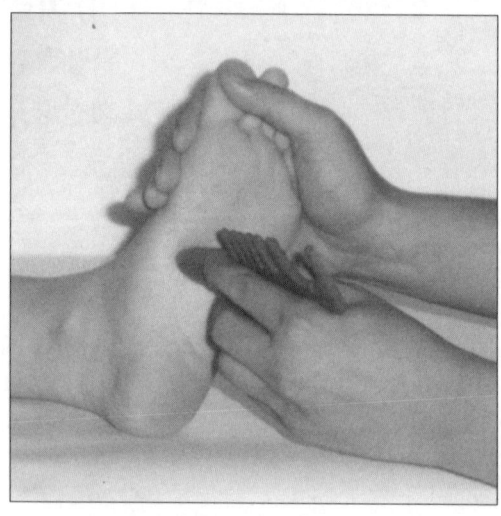

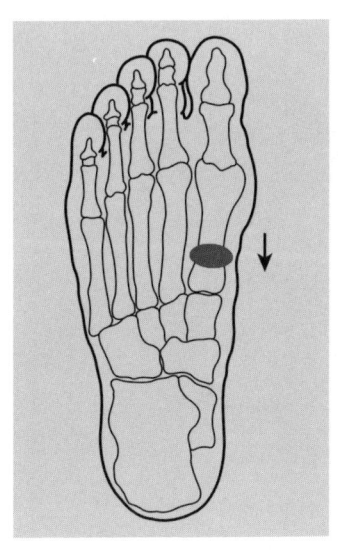

(3) 반사구 위치
양발바닥의 안쪽, 위, 십이지장반사구 사이.

(4) 지압방법
• 주먹식지법 : 식지의 관절부위로 위에서 아래로 지압하며 내려간다.
• 지압기 이용 : 지압기 끝을 이용 지압한다.

(5) 치료범위
소화계통질병 및 당뇨병, 이전염 등.

23 십이지장(十二指腸)

(1) 해부위치

십이지장은 오른쪽 상복부에 있으며, 소장의 시작하는 부분이다. 전체 길이는 대략 25~30cm 정도이며, 위로는 위의 유문과 아래로는 소장의 공장(空腸)과 연결되어 C모양으로 이장의 머리부분을 감싸고 있다.

(2) 생리기능

소화를 돕고 영양물질을 흡수한다.

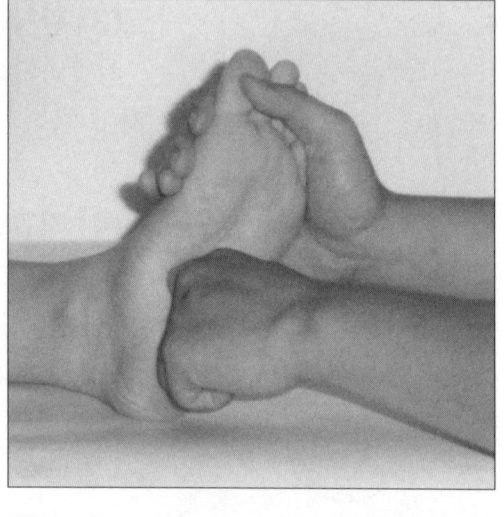

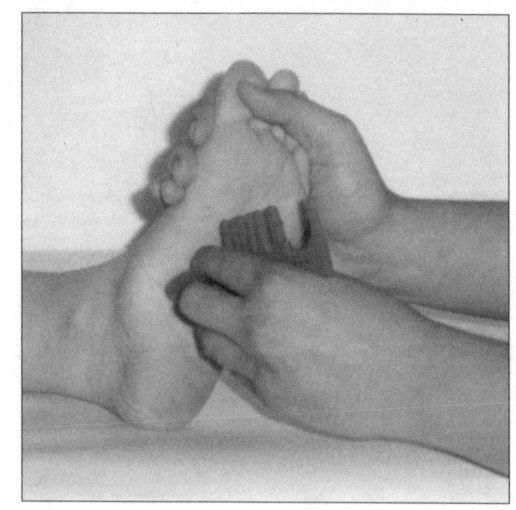

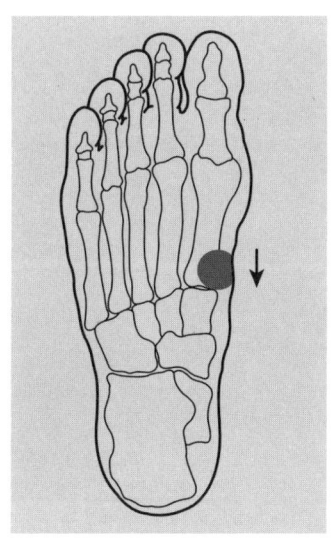

(3) 반사구 위치

양발바닥 제1척골과 계골관절 앞부분(발가락 방향) 위반사구 및 이장반사구 뒤쪽(발꿈치 방향).

(4) 지압방법

• 주먹식지법 : 식지관절 끝부분으로 반사구 구역을 위에서 아래로 지압하며 내려간다.

• 지압기 이용 : 지압기 끝을 이용 지압한다.

(5) 치료범위

위 및 십이지장 질환과 복부팽만감, 십이지장궤양, 식욕부진, 식중독 등.

24 소 장(小腸)

(1) 해부위치

소장은 복강(腹腔) 중하부에 위치하며, 위로는 위의 유문(幽門), 아래로는 막장 및 대장과 연결되어 있다. 길이는 대략 5~7mm 정도.

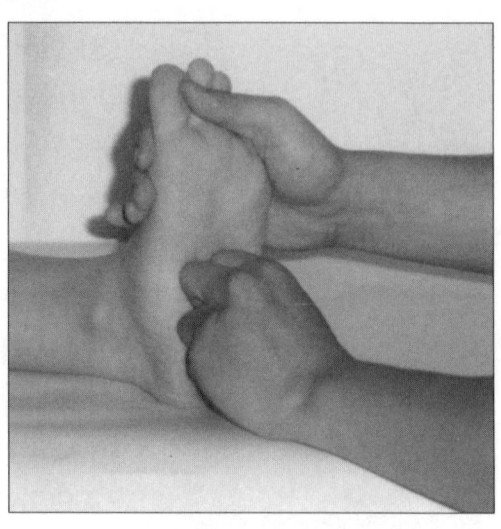

(2) 생리기능

소장은 음식물의 소화 및 흡수의 중요한 장소이다. 소장은 부단한 유동운동으로 장 속의 내용물을 앞으로 보내고, 장액을 분비 소화 및 영양물질을 흡수하며 임파조직을 분비하여 세균 등을 소멸시킨다.

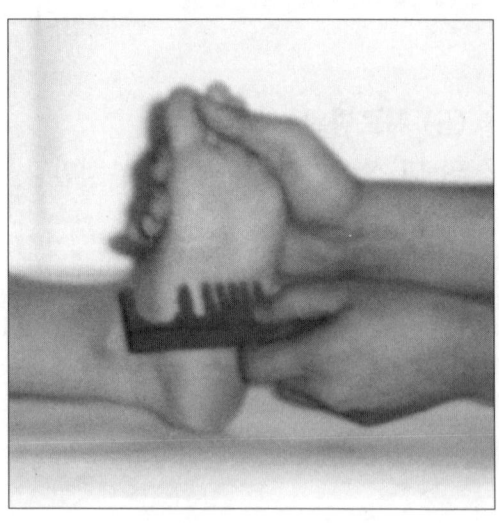

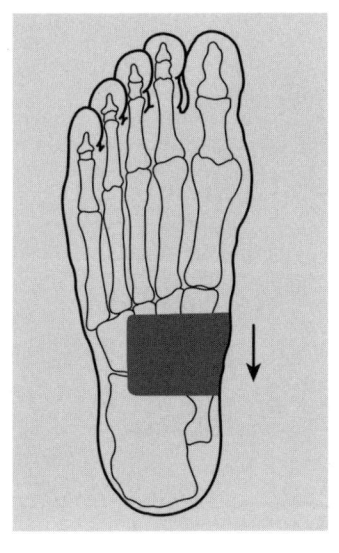

(3) 반사구 위치

양발바닥 중앙부, 즉 계골 부분부터 발뒤꿈치 사이의 공간구역, 승결장, 횡결장, 강결장, 을상결장 및 직장 등의 반사구를 포함.

(4) 지압방법

• **주먹식지법** : 주먹을 살며시 쥐고 4개 손가락의 관절 끝을 이용하여 지압, 또는 식지·중지만 사용해서 지압한다.

• **지압기 이용** : 지압기 뒷부분의 빗 모양으로 된 곳을 이용하여 지압한다.

(5) 치료범위

소화계통의 질병(복부팽만, 위장기능 문란, 설사, 복통, 변비, 급성장염) 등.

25 횡결장(橫結腸)

(1) 해부위치

횡결장은 복부 안에 있으며, 전체가 복막에 의해 감싸여져 있다. 오른쪽 상복부에서 시작하여 승결장으로 연결, 왼쪽으로 뻗쳐 비장부근에서 아래로 강결장과 연결되어 있다.

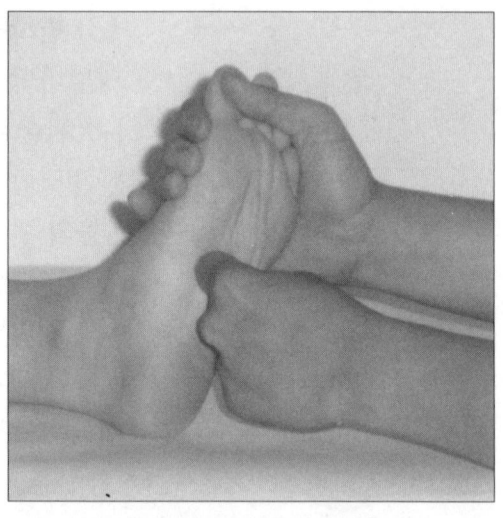

(2) 생리기능

영양물질을 흡수하고, 흡수하고 남은 물질을 운송한다.

(3) 반사구 위치

양발바닥의 중앙 손가락 굵기의 가로선.

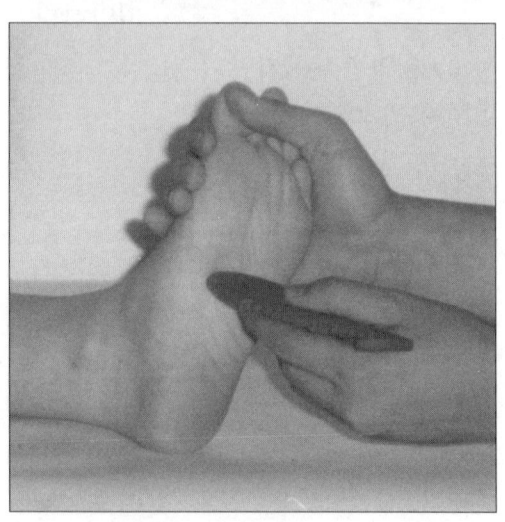

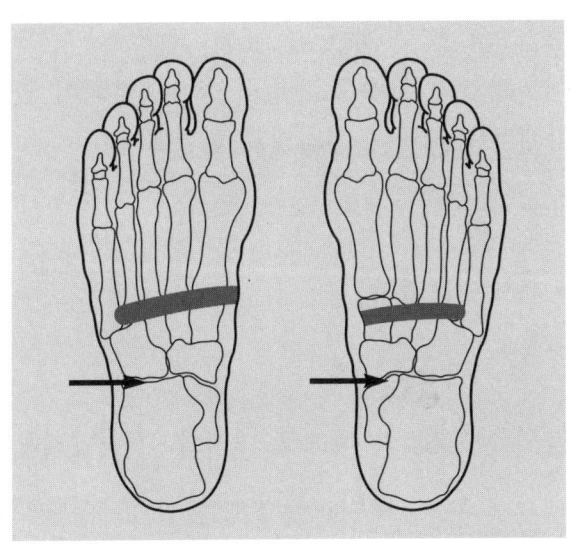

(4) 지압방법 (지압기 끝)
• 주먹식지법 : 식지관절 끝으로 오른발 반사구 구역은 바깥쪽에서 안쪽으로, 왼발 반사구 구역은 안쪽에서 바깥쪽으로 3~4번 지압한다.
• 지압기 이용 : 지압기 끝을 이용하여 위와 같은 방향으로 지압한다.

(5) 치료범위
소화계통의 질병(설사, 복통, 변비, 급성장염) 등.

26 강결장(降結腸)

(1) 해부위치

강결장의 시작부분은 복강의 왼쪽으로 횡결장과 연결되어 있으며, 복후벽 좌측 아래로 내려와 을상결장과 연결된다.

(2) 생리기능

영양물질의 흡수와 찌꺼기의 운송.

(3) 반사구 위치

왼발바닥 중앙 구골외측으로부터 아래로 내려와 근골(발뒤꿈치) 외측 전방.

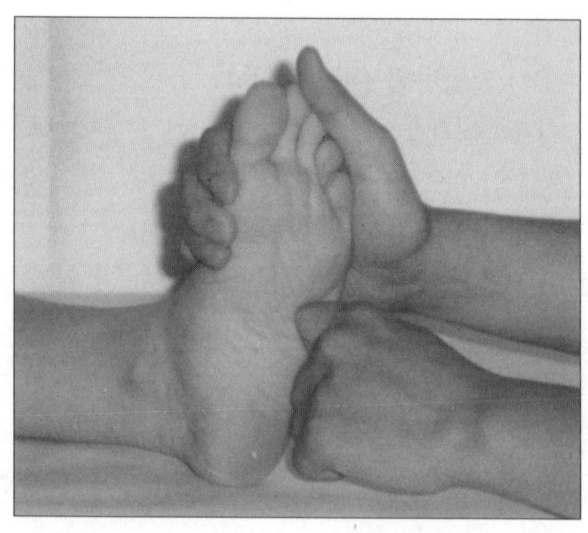

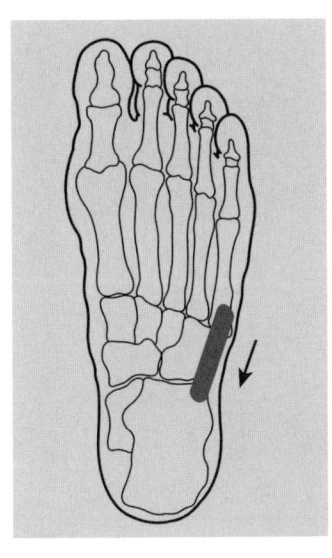

(4) 지압방법

• **주먹식지법** : 식지관절 끝으로 반사구 구역을 위에서 아래로 지압하며 내려간다.

• **지압기 이용** : 지압기 끝을 이용 지압한다.

(5) 치료범위

소화계통 질병(복통, 설사, 변비, 급성장염 등).

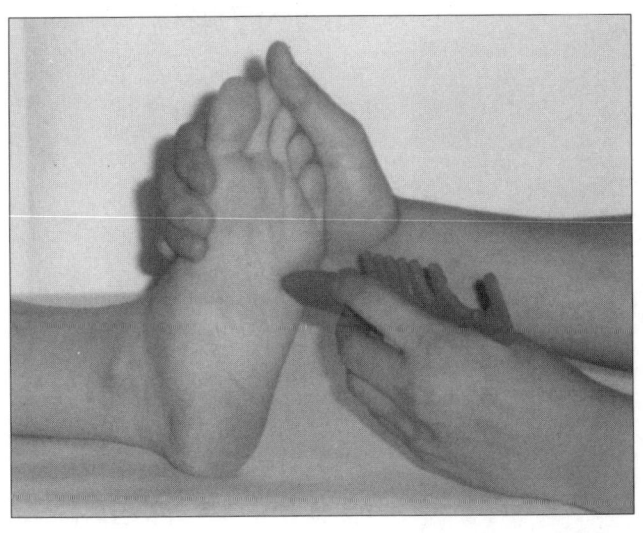

27 을상결장 · 직장 (乙狀結腸 · 直腸)

(1) 해부위치

을상결장은 왼쪽 하복부에 위치하며, '을(乙)'자 모양으로 구부러져서 을상결장이라 한다. 위로는 강결장과 연결되어 있고, 분강으로 들어가 직장과 통해 있다.

(2) 생리기능

대변을 항문으로 보내 주는 역할을 한다.

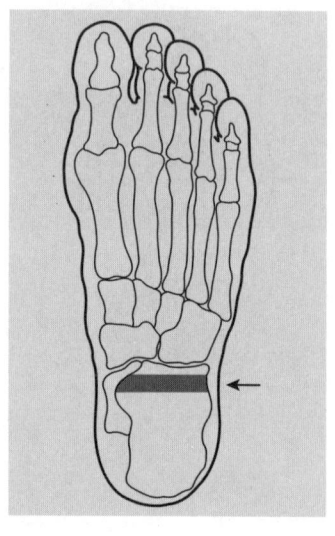

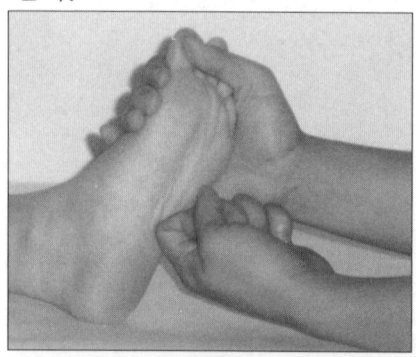

(3) 반사구위치

왼쪽 발바닥 근골(발뒤꿈치) 바로 앞부분의 가로선.

(4) 지압방법

• 주먹식지법 : 식지관절 끝으로 밖에서 안쪽으로 지압한다.
• 지압기 이용 : 지압기 끝을 이용 지압한다.

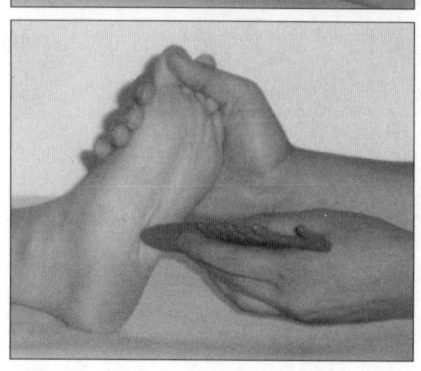

(5) 치료범위

을상결장 및 직장질환(직장암, 을상결장염, 변비, 치질 등).

28 항 문(肛門)

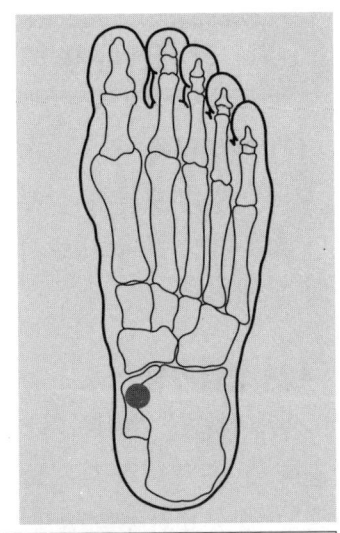

(1) 생리기능
신진대사 산물을 체외로 내보내는 통로.

(2) 반사구위치
왼쪽 발바닥의 근골 바로 앞부분, 을상결장 및 직장 반사구의 끝부분.

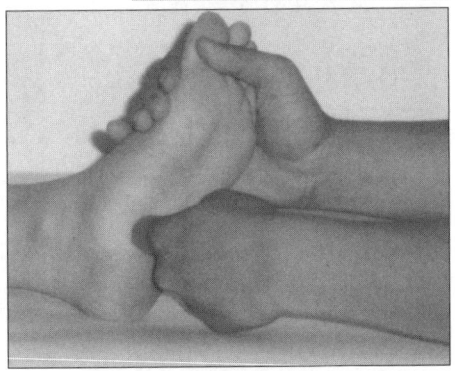

(3) 지압방법
• 주먹식지법 : 식지관절 끝으로 반사구 구역을 눌러 준다.
• 지압기이용 : 지압기 끝을 이용 지압한다.

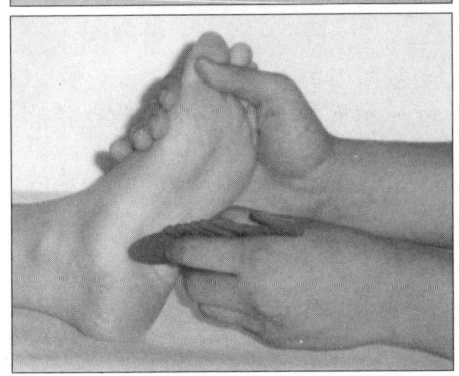

(4) 치료범위
직장염증, 치질, 변비, 탈장, 직장정맥곡장 등.

29 간 장(肝腸)

(1) 해부위치
간은 복강 오른쪽 상부에 위치하며, 인체의 가장 큰 선체로서 1,500g 정도의 무게이다.

(2) 생리기능
간은 담즙을 분비시켜 소화활동에 도움을 줄 뿐 아니라 대사조절, 당원저장, 해독 등 중요기능을 담당한다.

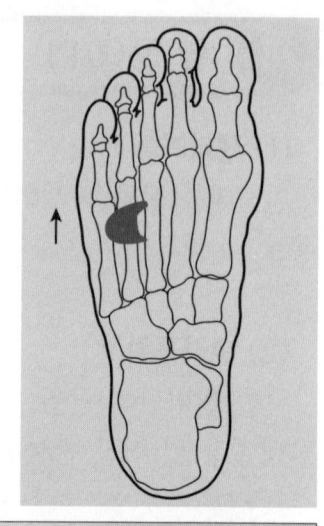

(3) 반사구 위치
오른발바닥 제4·5번 지골 사이 폐반사구의 후방, 즉 발뒤꿈치(근골) 방향.

(4) 지압방법
• 주먹식지법 : 식지관절 끝으로 반사구 구역을 아래서 위로 지압한다.
• 지압기 이용 : 지압기 끝을 이용 지압한다.

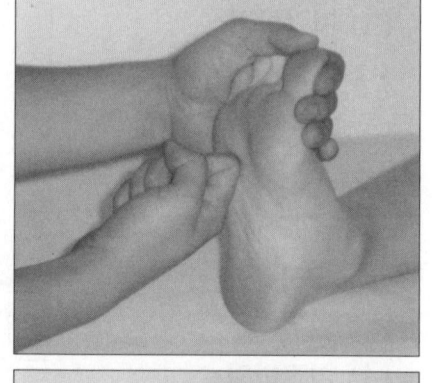

(5) 치료범위
간장질환(간염, 간경화, 간암, 지방간, 황달, 담항염 등).

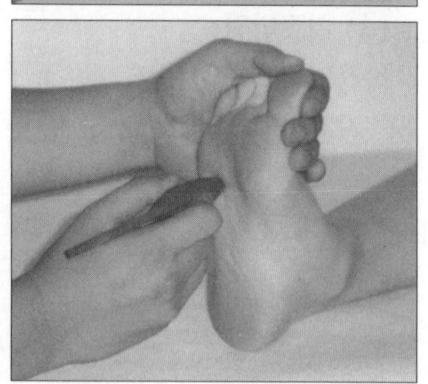

㉚ 담 낭(膽囊)

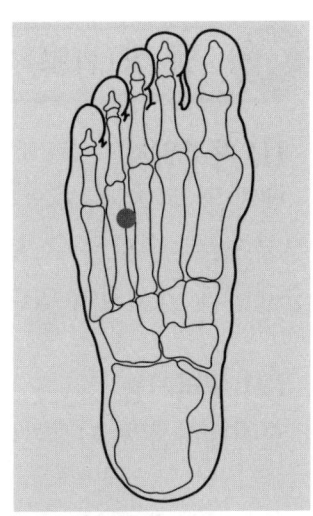

(1) 해부위치
담낭은 간우협(肝右協) 하방에 위치하며, 용량은 40~60㎖ 정도.

(2) 생리기능
담즙을 농축 저장하고, 음식물이 들어오면 담즙을 십이지장으로 보내 소화를 돕는다.

(3) 반사구 위치
간 반사구 구역 안.

(4) 지압방법
• 주먹식지법 : 식지관절 끝으로 반사구 구역을 지압한다.

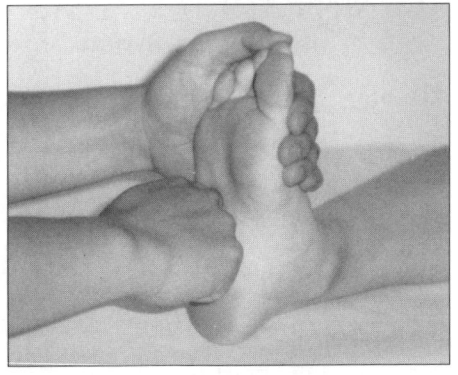

• 지압기 이용 : 지압기 끝을 이용 지압한다.

(5) 치료범위
담낭질환(담결석, 황달, 담낭염), 소화불량, 고지혈증, 위장기능 문란 등.

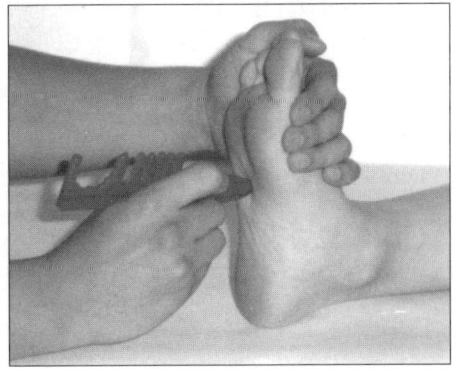

31 맹 장(盲腸)

(1) 해부위치

맹장은 우측 하복부. 대장의 처음 부분으로, 위로는 소장과 아래로는 승결장과 연결되어 있다.

(2) 생리기능

신진대사물을 저장한다.

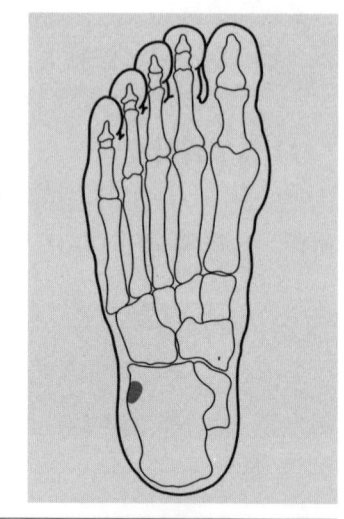

(3) 반사구 위치

오른쪽 발바닥 근골(발뒤꿈치) 바로 앞부분으로 바깥쪽과 가까우며, 소장, 승결장 반사구 연계부분에 위치한다.

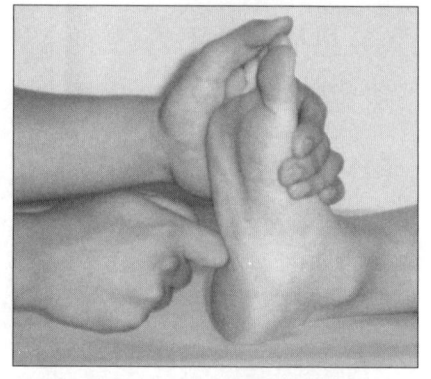

(4) 지압방법

• 주먹식지법 : 식지관절 끝으로 반사구 구역을 3~4번 눌러 준다.
• 지압기 이용 : 지압기 끝을 이용 지압한다.

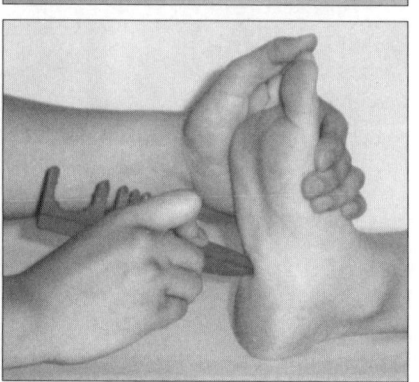

(5) 치료범위

소화불량, 복부팽만, 맹장염 등.

32 회맹판(回盲瓣)

(1) 해부위치
회맹판은 회장(소장)이 맹장 안으로 들어오는 입구에 있다.

(2) 생리기능
소장의 내용물이 대장으로 들어오면 충분한 흡수와 소화를 할 수 있도록 도와주고, 대장의 내용물이 다시 소장으로 들어가지 못하도록 하는 작용도 겸한다.

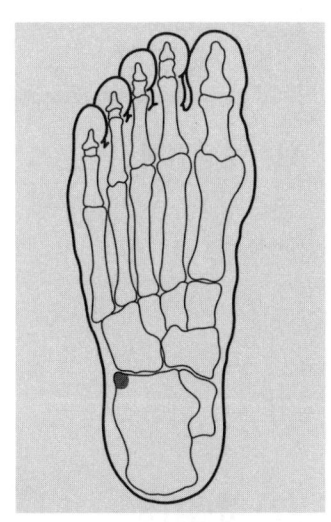

(3) 반사구 위치
맹장 반사구 앞부분(발가락 방향).

(4) 지압방법
• 주먹식지법 : 식지관절 끝으로 반사구 구역을 3~4번 눌러 준다.

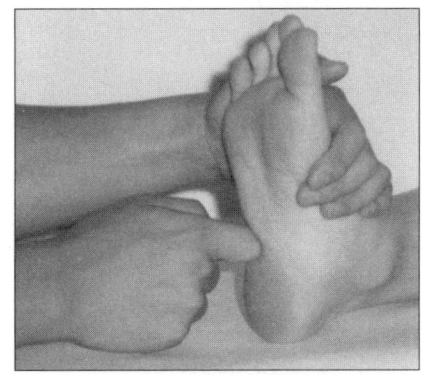

• 지압기 이용 : 지압기 끝을 이용 지압한다.

(5) 치료범위
소화불량, 복부팽만, 설사, 소화계통의 흡수장애 등.

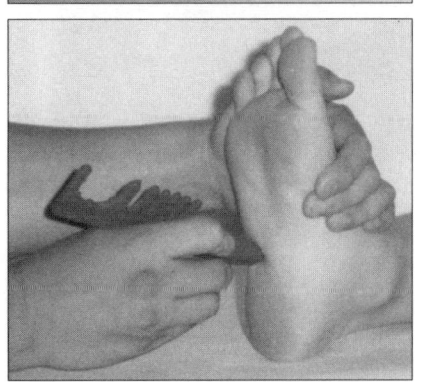

33 승결장

(1) 해부위치

승결장은 우측 복부에 위치, 맹장과 연결되어 있고, 복후벽 우측으로부터 올라가 간우엽 아랫쪽에서 왼쪽으로 구부러져 횡결장과 연결된다.

(2) 생리기능

영양물질과 수분이 흡수되다 남은 찌꺼기를 운반하는 작용을 한다.

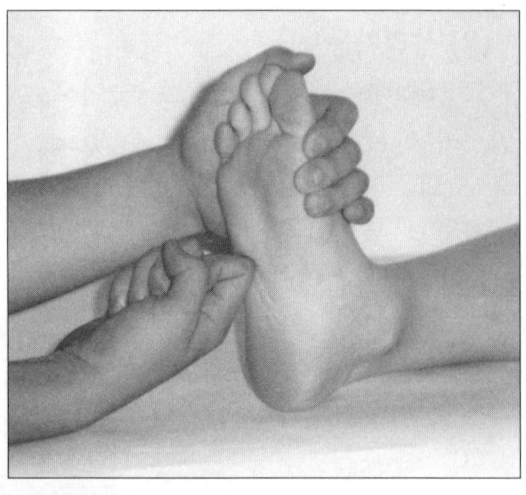

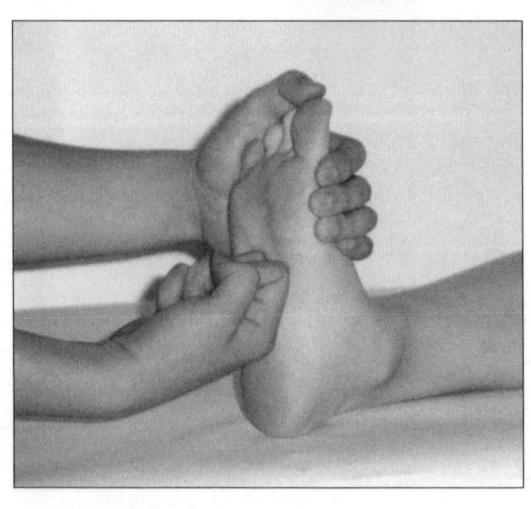

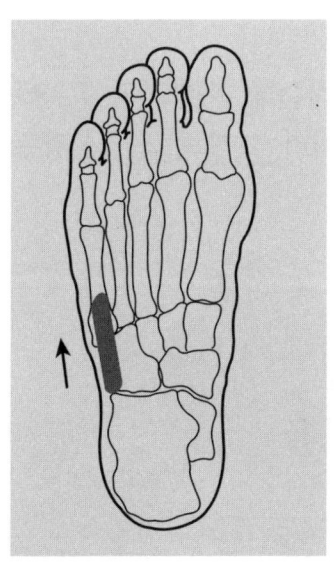

(3) 반사구 위치
오른쪽 발바닥 소장 반사구의 바깥쪽. 발 바깥쪽에 평행이 되는 손가락 굵기 정도의 선구골 바깥쪽으로부터 올라가 5번 척골 아래쪽.

(4) 지압방법
• 주먹식지법 : 식지를 이용 아래쪽(근골)에서 위쪽(발가락)으로 3~4번 지압한다.
• 지압기 이용 : 지압기 끝을 이용 지압한다.

(5) 치료범위
소화계통 질환(설사, 복부팽만, 복통, 급만성 장염, 변비 등).

34 복강신경총(腹腔神經丛)

(1) 해부위치

복강신경총은 태양총이라 일컫기도 하는데, 복강기관 주위에 위치한 교감 및 부교감신경의 한 부분이며, 가장 큰 식물신경총이다.

(2) 생리기능

위장 및 장기기능을 조절한다.

(3) 반사구 위치

양발바닥의 중심, 신장반사구와 위장반사구 부근.

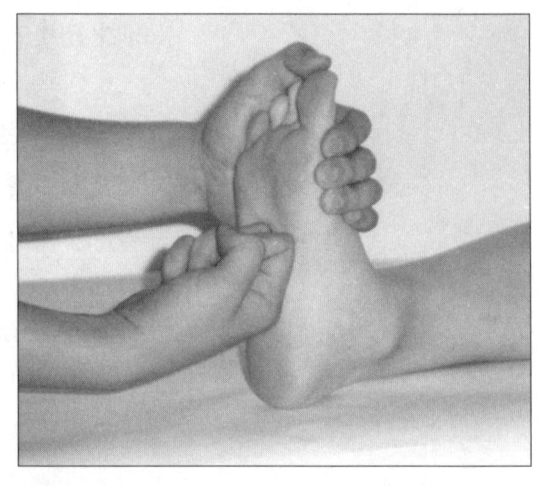

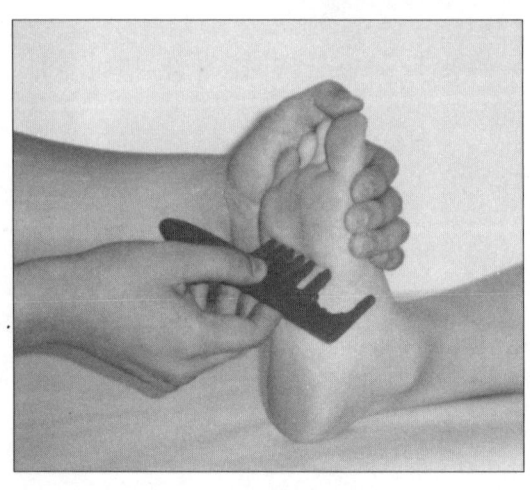

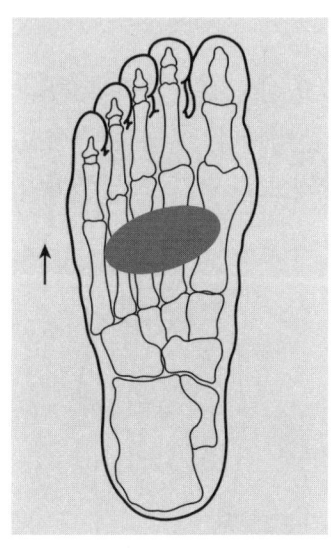

(4) 지압방법

• **주먹식지법** : 둘째와 셋째 손가락 관절 끝으로 아래서 위로 4~5번 지압한다.

• **지압기 이용** : 지압기 끝, 또는 빗모양으로 된 곳을 이용하여 지압한다.

(5) 치료범위

소화계통의 신경성 질환(복부팽만 · 토사 · 위경련 · 트림), 불면증, 신경쇠약, 고혈압, 두통 및 각종 진통진정작용.

35 생식선(生殖腺)

(1) 해부위치 및 생리기능

남성의 생식선은 고환으로, 음낭 안에 있다. 고환은 좌우 하나씩으로 정자를 생산하고, 남성호르몬을 분비한다. 여성의 생식선은 난소로서 골반 안에 있고, 좌우 하나씩으로 난자를 생산하여 여성호르몬을 분비한다.

(2) 반사구 위치 및 지압방법

위치1 양쪽 발바닥 근골(뒤꿈치) 중앙.

지압방법

• **주먹식지법** : 식지관절 끝으로 반사구 구역을 눌러 준다.
• **지압기 이용** : 지압기 끝을 이용한다.

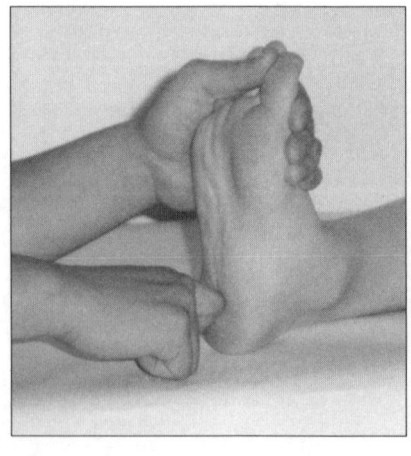 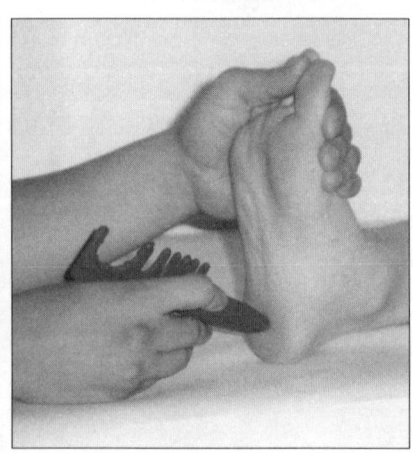

위치2   양쪽 바깥 복숭아뼈의 뒷부분(삼각형 모양 전립선 및 자궁반사구의 대응되는 구역) 고환, 난소의 민간부분은 삼각형의 윗부분 수정관, 수란관의 민간부분은 삼각형의 아랫부분.

지압방법

• **주먹식지법** : 식지를 활 모양으로 구부려 식지의 배 부분으로 위에서 아래로 지압하며 내려간다. 지압순서는 아래 그림처럼 ①·②로 나누어 한다.

• **지압기 이용** : 지압기의 빗 모양으로 된 곳을 이용하여 지압.

(3) 치료범위

성기능 감퇴, 조루증, 불임, 생리불순, 자궁발육 불량, 갱년기 종합증 등.

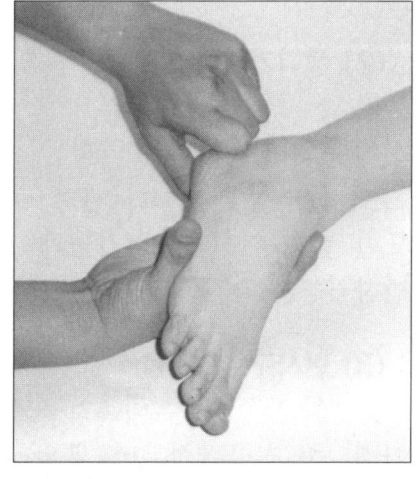

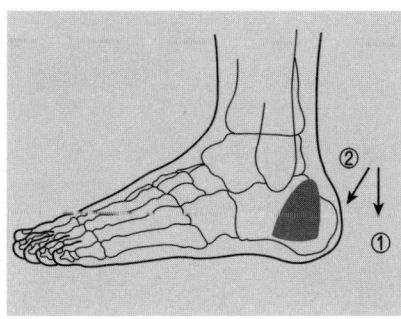

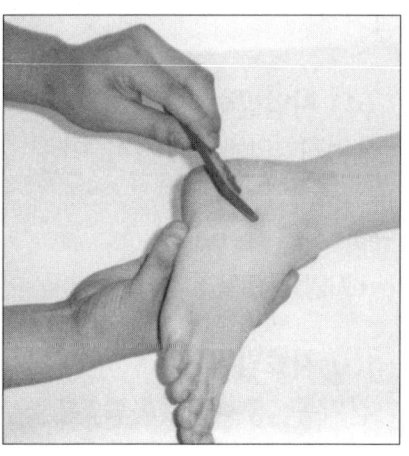

36 흉 추(胸椎)

(1) 해부위치
흉추는 척추의 윗부분에 위치하며, 위로는 경추와 아래로는 요추와 연결되어 있고, 12개의 흉추골(뼈)로 구성되어 있다.

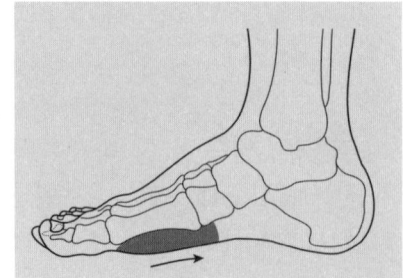

(2) 생리기능
흉추는 척추의 한 부분으로 신체를 지탱시켜 주고, 활동시 전신평형을 유지시킨다. 또한 척수는 신경전달기능과 반사기능을 가지고 있다.

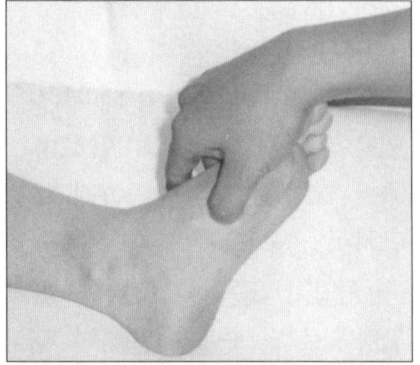

(3) 반사구 위치
양발의 안쪽 부분, 내측척골 아래, 즉 척골관절부터 계골관절까지.

(4) 지압방법
• 엄지추압법 : 위에서 아랫쪽으로, 엄지 배 부분으로 지압하며 내려간다.

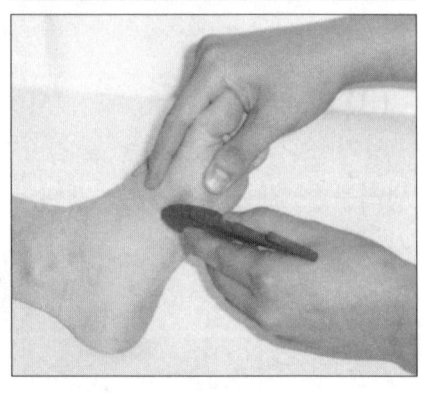

• 지압기 이용 : 지압기 끝을 이용하여 지압한다.

(5) 치료범위
견비통, 흉추골다공증, 흉추추간판돌출 및 기타 흉추질환 등.

37 요 추(腰椎)

(1) 해부위치
요추는 척추의 중간부분으로, 윗쪽으로는 흉추, 아래로는 절골과 연결되어 있으며, 5개의 요추골로 구성되어 있다.

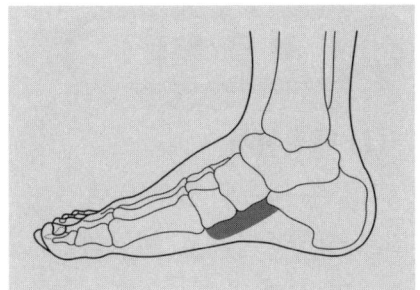

(2) 생리기능
흉추와 같은 기능을 한다.

(3) 반사구 위치
양발 안쪽의 계골부터 주골 아랫부분까지. 위로는 흉추반사구, 아래로는 저골 반사구가 있다.

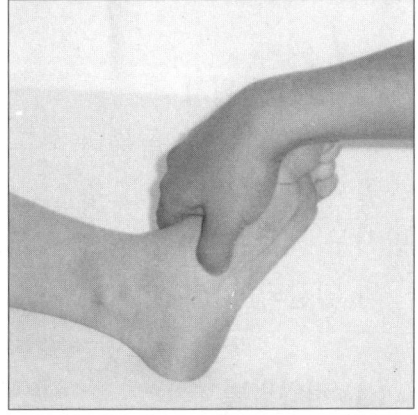

(4) 지압방법
• 엄지추압법 : 엄지의 배부분으로 반사구 구역을 위에서 아래로 지압하며 내려간다.
• 지압기 이용 : 지압기 끝을 이용하여 지압.

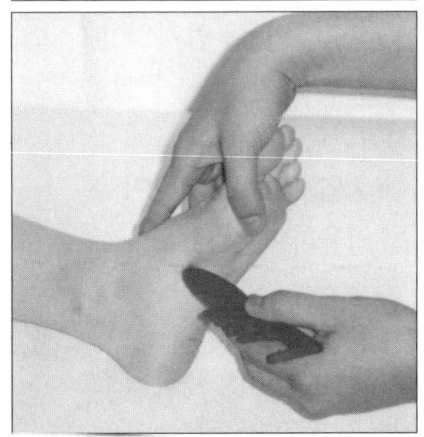

(5) 치료범위
허리통증, 요추추간판돌출, 요추골다공증 및 기타 요추질환 등.

38 저 골(骶骨)

(1) 해부위치
저골은 척추의 말단으로, 위로 요추, 아래로 미골과 연결되어 있다.

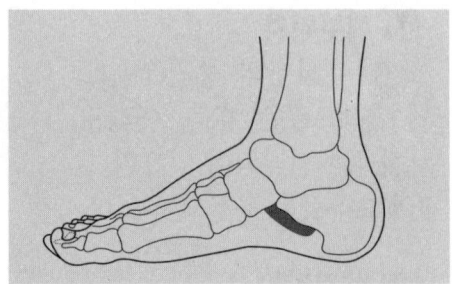

(2) 반사구 위치
양쪽 발 안쪽 거골부터 근골까지. 앞으로는 요추 반사구, 뒤로는 미골반사구와 연결되어 있다.

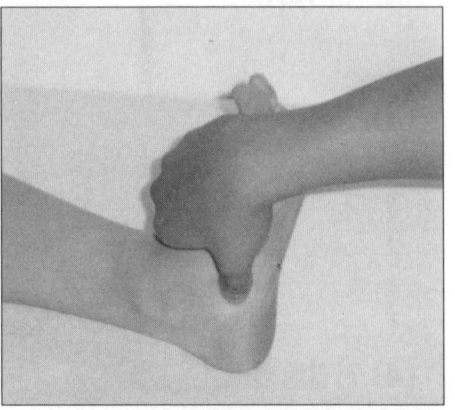

(3) 지압방법
• 엄지추압법 : 엄지의 배 부분으로 반사구 구역을 지압한다.
• 지압기 이용 : 지압기 끝을 이용하여 지압.

(4) 치료범위
저골손상, 좌골신경통, 분강기관질환, 저골골다공증 등.

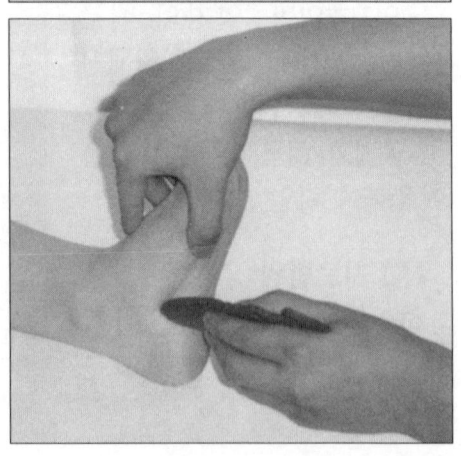

39 미골내측(尾骨內側)

(1) 해부위치
미골은 척추의 가장 끝부분으로 4~5개의 미골추로 결합 구성 되어 있고, 형체가 비교적 작으며, 위쪽으로 저골과 연결되어 있다.

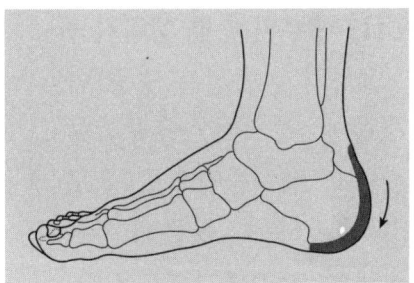

(2) 반사구 위치
양쪽 발 안쪽 근골결절후방 안쪽을 따라 형성된 'L'자형의 구역.

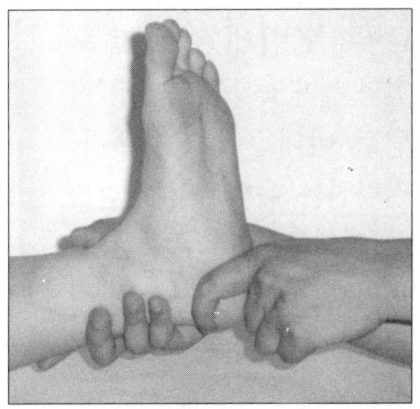

(3) 지압방법
• **식지괄압법** : 식지 안쪽면을 이용, 근건으로부터 발뒤꿈치쪽으로 지압한다.
• **지압기 이용** : 지압기 빗 모양을 이용하여 지압.

(4) 치료범위
좌골신경통, 저골손상후유증, 치질, 두통, 발꿈치 통증 등.

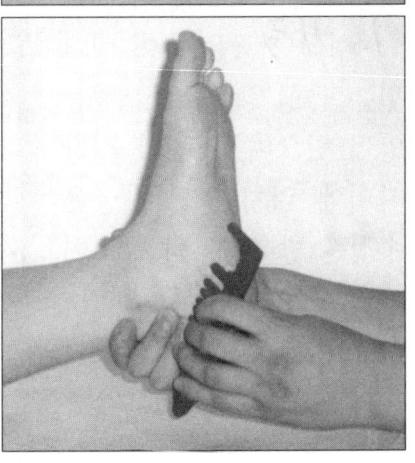

40 전립선 · 자궁(前立腺 · 子宮)

(1) 해부위치 및 생리기능

남성의 전립선은 방광 아래쪽에 있으며, 방광경을 감싸고 선체중앙으로 요도가 통과하며, 항문과 4㎝ 정도의 거리를 두고 있다. 나이가 들면서 전립선의 퇴화와 결제조직의 증가로 전립선 비대증이 형성된다. 전립선은 유백색의 약염기성 액체로 정액의 주된 성분이 되며, 정자정액을 희석, 즉 농도를 묽게 하여 정자활동에 도움을 준다.

여성의 자궁은 속이 비어 있는 근성기관으로 분강중앙에 있으며, 방광과 직장 사이에 위치한다. 자궁은 수정란 발육성장의 장소이기도 하다.

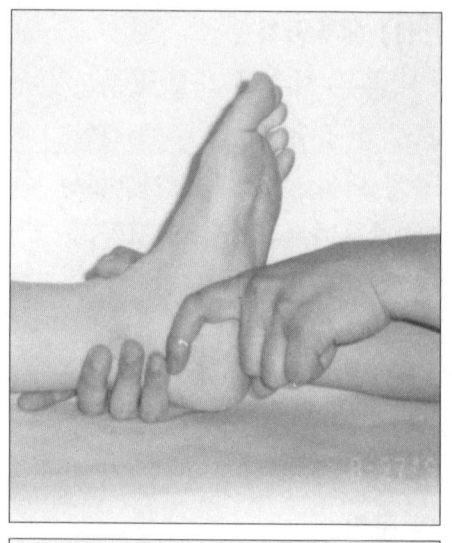

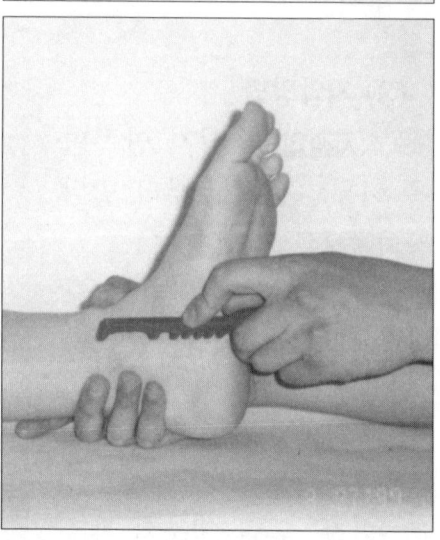

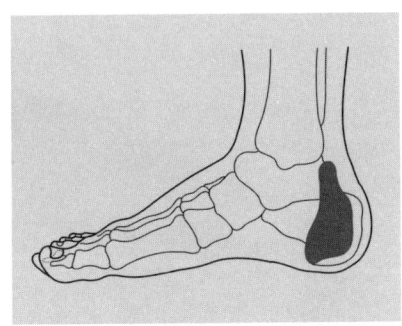

(2) 반사구 위치

양쪽 발 근골 안쪽, 즉 복숭아뼈 아래쪽의 삼각형 구역. 전립선과 자궁의 민간점은 삼각형의 끝부분이 되며, 자궁경은 삼각형 아래쪽 사변이 된다.

(3) 지압방법

• **식지괄압법** : 식지를 활 모양으로 구부려 반사구 구역을 지압한다.
• **지압기 이용** : 지압기의 빗 모양을 이용하여 지압.

(4) 치료범위

① **남성** : 전립선비대, 전립선염, 배뇨곤란 노혈, 정력감퇴 등.
② **여성** : 생리통, 자궁암, 생리불순, 궁경염, 갱년기 종합증 등.

41 요도 · 질(尿道 · 陰道)

(1) 해부위치 및 생리기능

남성 요도의 시작 부분은 방광이며, 끝부분은 음경의 귀두이다. 전체 길이는 대략 16~20cm이고, 배뇨와 사정기능을 가지고 있다.

여성의 요도 길이는 3~5cm밖에 되지 않고, 오직 배뇨기능만 한다. 여성의 질은 자궁과 연결되어 있고, 여성의 성기관이며, 정액이 들어오는 곳이고, 월경의 통로이며, 분만시 태아의 통로이기도 하다.

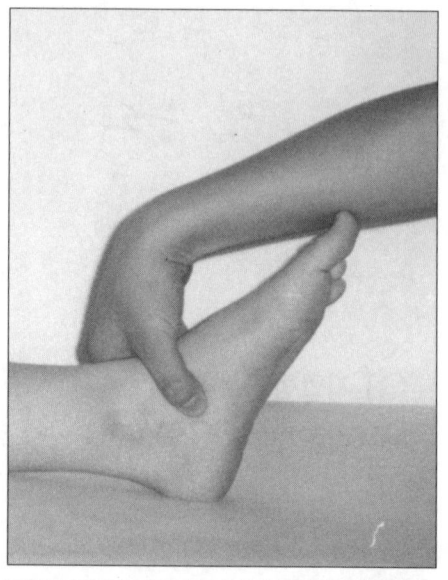

(2) 반사구 위치

양발 근골(뒤꿈치)의 안쪽 방광 반사구에서 사선방향으로 나간 곳, 즉 거골과 주골 사이.

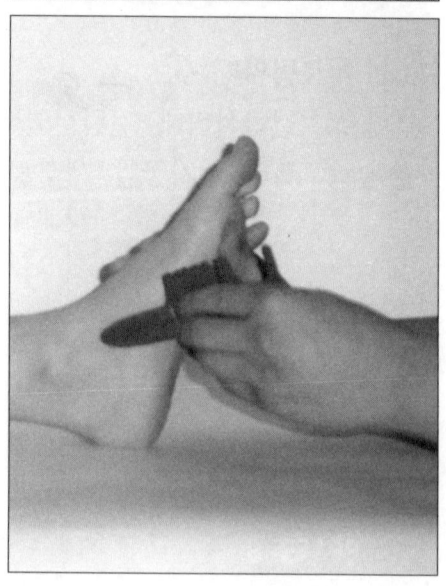

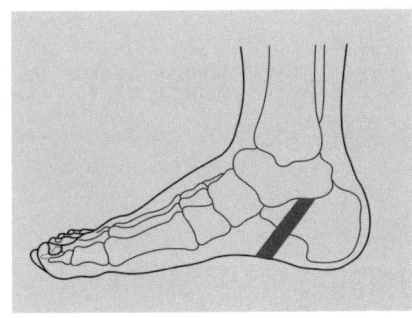

(3) 지압방법

• 엄지추압법 : 엄지의 배 부분으로 반사구 위치를 지압한다.

• 지압기 이용 : 지압기 끝을 이용하여 지압.

(4) 치료범위

비뇨계통의 감염, 배뇨곤란, 요실금, 염증, 전립선염, 전립선비대 등.

42 관관절(寬關節)

(1) 해부위치 및 생리기능
관관절은 관구와 구골두로 구성되어 있다. 상체와 하체를 연결해 주는 부분으로, 각종 운동을 도와준다.

(2) 반사구 위치
양발안쪽 복사뼈와 바깥쪽 복사뼈의 아랫부분. 모두 4개.

(3) 지압방법
• 엄지추압법 : 엄지의 배 부분을 이용하여 복사뼈를 따라 지압한다.

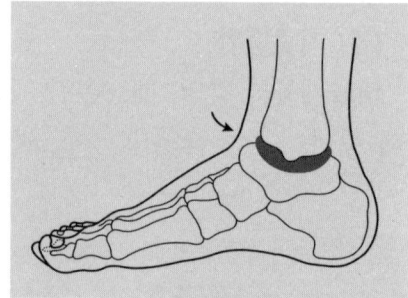

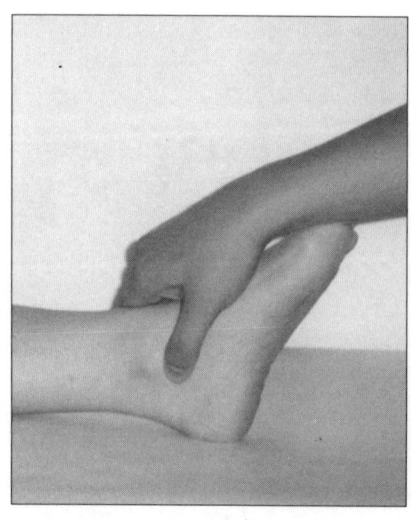
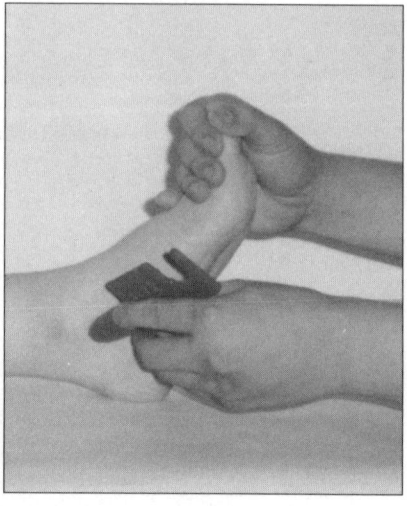

- **지압기 이용** : 지압기 끝을 이용하여 지압.

(5) 치료범위
관관절통증, 좌골신경통, 요통, 관관절탈구, 하체마비 등.

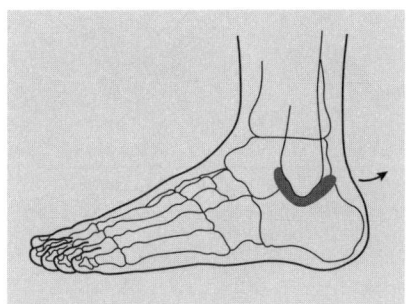

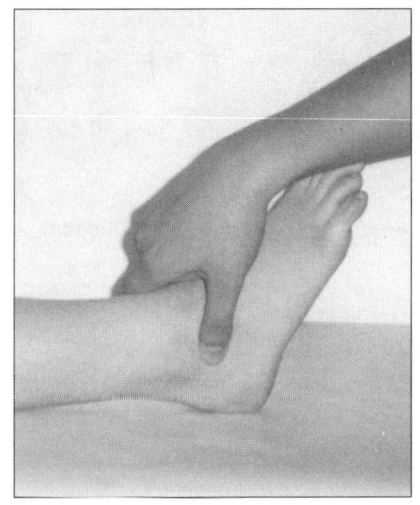

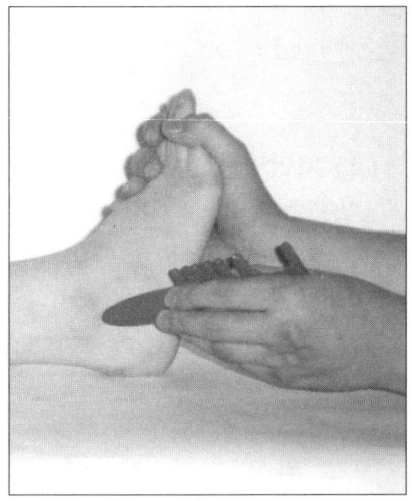

43 직장 · 항문

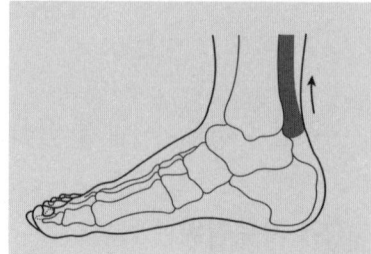

(1) 해부위치
직장은 대장의 말단 부분으로 전체 길이는 12~15cm가 되고, 분강 안에 위치하며, 저미골의 앞부분에 있고, 위로는 을상결장과 아래로는 항문과 연결되어 있다.

(2) 생리기능
잠시 변을 보관, 배출 작용을 한다.

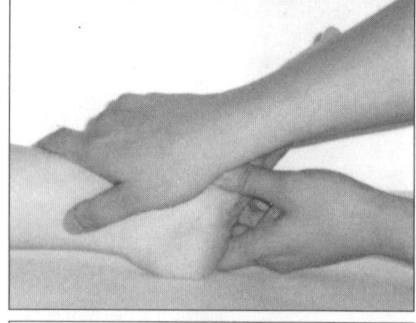

(3) 반사구 위치
경골 안쪽 후방 복사뼈 뒤쪽에서 위쪽으로 따라 올라간 복사뼈에서 10~15cm 정도의 길이.

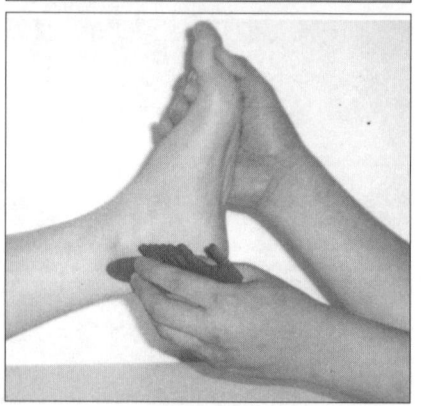

(4) 지압방법
• 엄지추압법 : 엄지의 배 부분을 이용하여 아래서 위로 지압하며 올라간다. 관관절 반사구와 함께 지압한다.
• 지압기 이용 : 지압기 끝을 이용하여 지압.

(5) 치료범위
치질, 변비, 탈장, 작장염, 작장암 등.

44 복고구(腹股沟)

(1) 해부위치

복고구는 하복부 양쪽에 삼각구역이다. 남자는 정소, 여자는 자궁원인대가 복고구를 통과하며, 복벽에 형성된 한 가닥 작은 틈이라 할 수 있다. 서 있을 경우 본구역은 배 안의 압력으로 누워 있을 때보다 3배의 부담을 받게 되는데, 이런 원인 등으로 산(疝 : 헤르니아) 탈장 등의 다발생 구역이 된다.

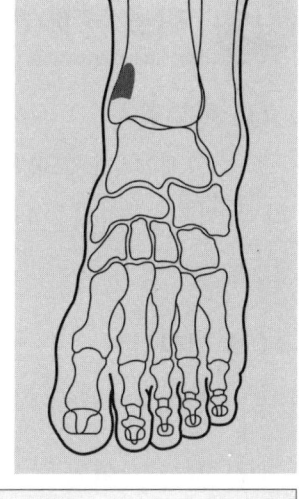

(2) 반사구 위치

안쪽 복사뼈 위에서 위로 3~5cm의 길이에 위치한 구역. 경골 안쪽에 오목 들어간 곳.

(3) 지압방법

• **엄지추압법** : 엄지 배 부분을 이용하여 아래서 위로 지압하며 올라간다.

• **지압기 이용** : 지압기 끝을 이용하여 지압.

(4) 치료범위

생식계통의 질병(정소정맥곡장, 정력감퇴, 조루, 불임 등).

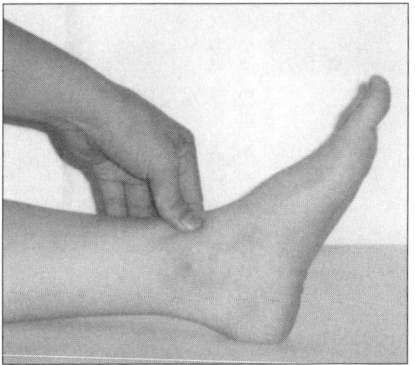
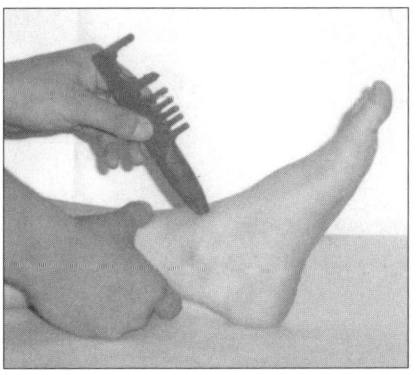

45 좌골신경(坐骨神經)

(1) 해부위치

좌골신경은 인체의 가장 큰 신경이고, 엉덩이에서 시작하여 다리 끝까지 내려가는데, 다리 부분에서 경신경과 비신경으로 나뉜다.

(2) 생리기능

근육운동, 감각을 지배한다.

(3) 반사구 위치

> 위치1 양발 안쪽 복사뼈에서 시작, 경골 뒤쪽을 따라 올라가 무릎까지의 부분.

> 위치2 양발 바깥쪽 복사뼈 시작해서 비골 앞쪽을 따라 올라가 무릎까지의 부분.

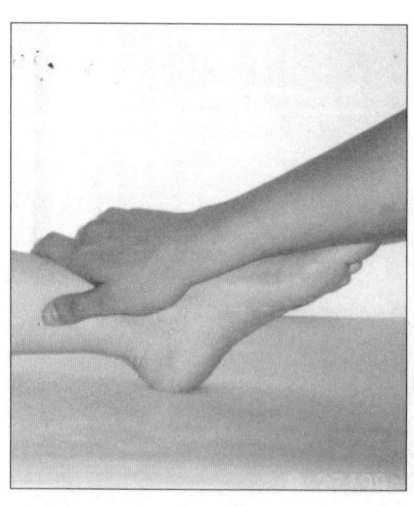
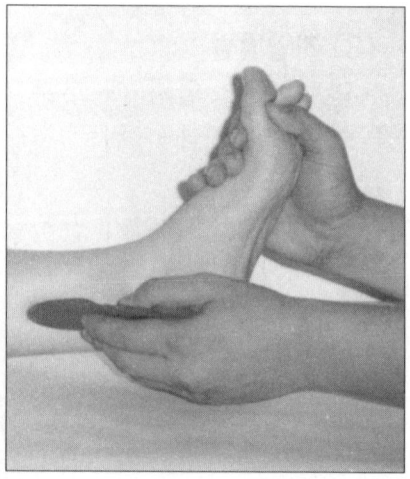

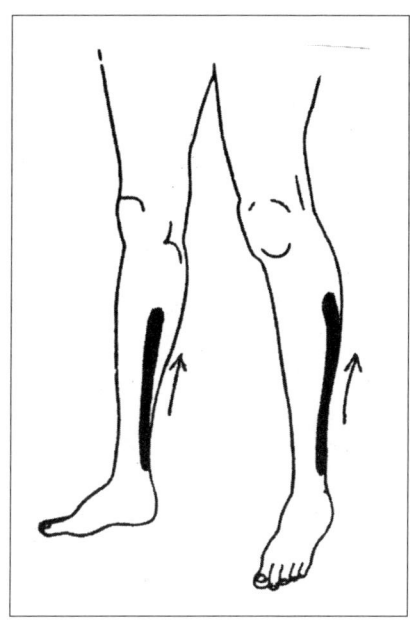

(4) 지압방법

• 엄지추압법 : 엄지 배 부분을 이용하여 아래서 위로 지압하며 올라간다.

• 지압기 이용 : 지압기 끝을 이용하여 지압.

(5) 치료범위

좌골신경통, 좌골신경염, 당뇨병 등.

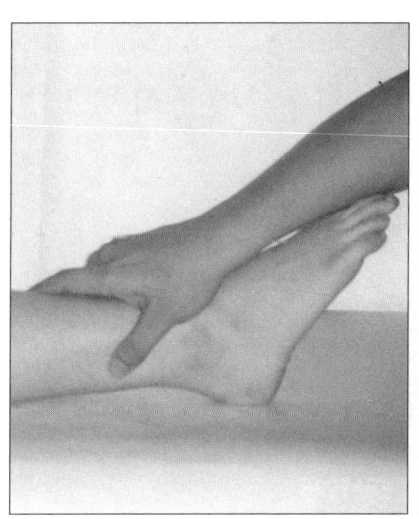
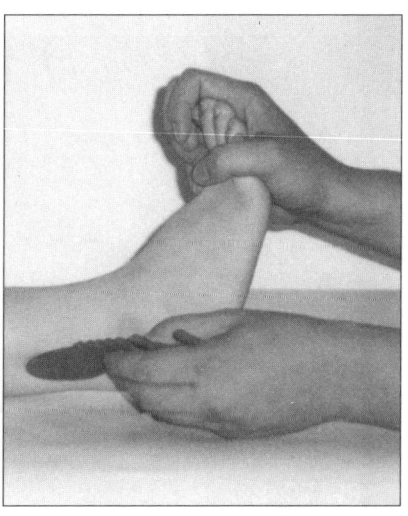

46 미골외측(尾骨外側)

(1) 해부위치

미골은 척추의 꼬리 부분으로 4~5개의 퇴화 미추결합으로 구성되어 있다. 형체는 비교적 작으며, 위로는 저골과 연결되어 있고, 아래로는 어느 것 하고도 연결되어 있지 않다.

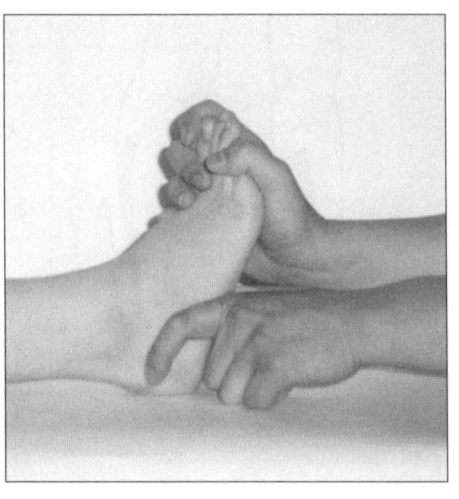

(2) 생리기능

활동시 전신평형을 유지시키고, 척수는 신경전도 기능과 반사기능을 한다.

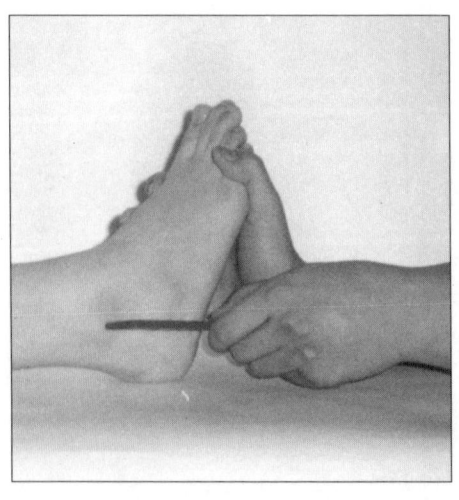

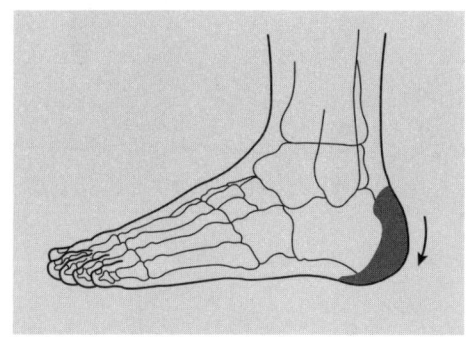

(3) 반사구 위치
양쪽 발바닥 바깥쪽, 근골(뒤꿈치) 후방 바깥쪽 구역(L형의 반사구 구역).

(4) 지압방법
• **식지괄압법** : 엄지손가락으로 고정시킨 후 식지의 옆면을 이용하여 위에서 아래로 지압하며 내려간다. 그런 연후에 식지관절 끝부분을 주먹식지법으로 위에서 아래로 지압해 준다.
• **지압기 이용** : 지압기 빗 모양을 이용하여 지압.

(5) 치료범위
좌골신경통, 치질, 두통, 발끝통 등.

하복부(下腹部)

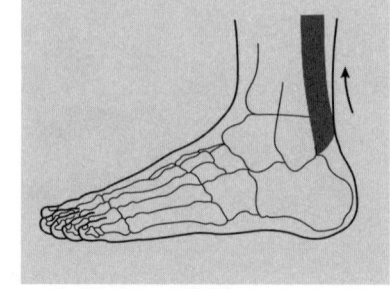

(1) 해부위치

하복부는 분강을 가리키는 것이며, 안에는 방광, 전립선, 자궁, 직장 등의 기관이 있다.

(2) 반사구 위치

양발 바깥쪽의 비골 바깥쪽 후방, 즉 바깥쪽 복사뼈에서 위쪽으로 올라간(4cm) 구역.

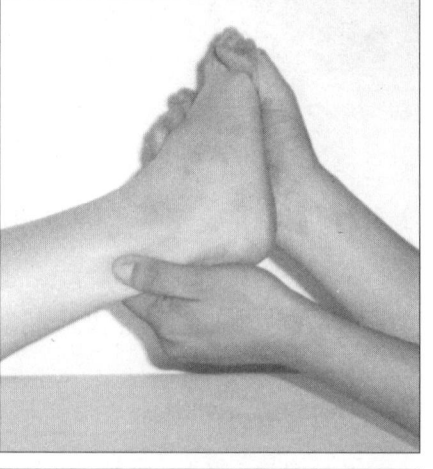

(3) 지압방법

• 엄지추압법 : 엄지의 배 부분을 이용하여 아래에서 위로 지압하며 올라간다.

• 지압기 이용 : 지압기 끝을 이용하여 지압.

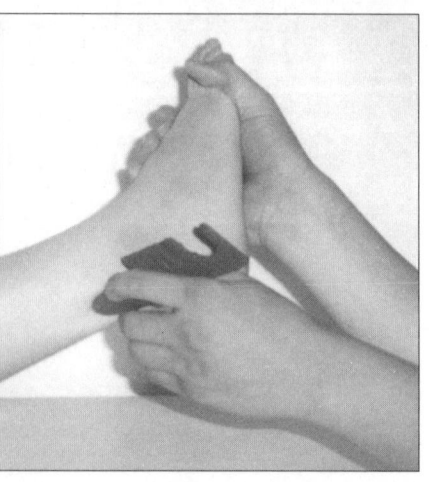

(4) 치료범위

특히 부인병에 효과가 좋다. 분강염, 부건염, 생리불순, 생리통, 불임, 자궁발육불량 등.

48 무 릎(膝)

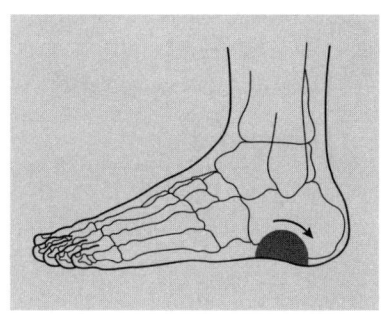

(1) 해부위치
슬관절은 구골 안쪽, 바깥쪽 복사뼈, 경골 안쪽 바깥쪽 복사뼈 및 종지뼈, 즉 빈골(膑骨)로 구성되어 있다.

(2) 생리기능
슬관절은 굽히고 펴고 하는 운동을 하며, 가장 손상되기 쉬운 관절 중 하나이므로 평소 주의를 요한다.

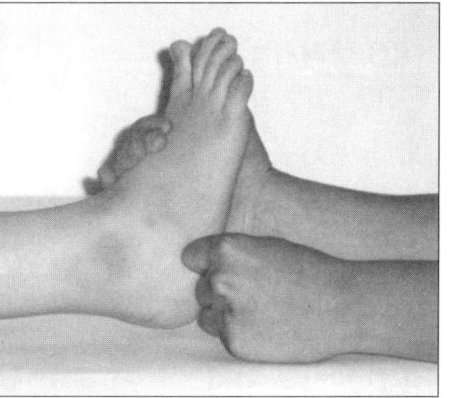

(3) 반사구 위치
양발 바깥쪽 구골과 근골 앞에 살짝 파인 곳.

(4) 지압방법
• 주먹식지법 : 식지관절을 이용하여 발가락에서 근골 방향으로 지압한다.
• 지압기 이용 : 지압기 끝을 이용하여 지압.

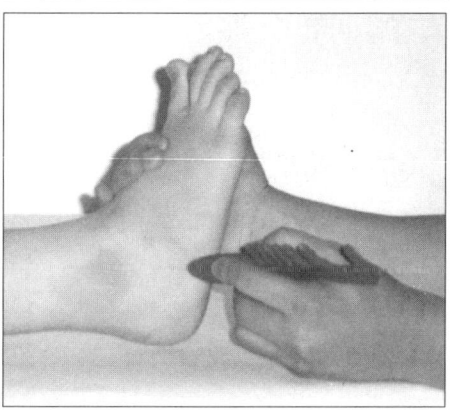

(5) 치료범위
무릎관절염, 관절통, 하지마비, 어깨, 팔꿈치, 팔목의 질병 등.

49 팔꿈치(肘)

(1) 해부위치
주관절은 복합관절에 속하며, 상박골 하단과 요골, 척골 상단으로 구성되어 있다.

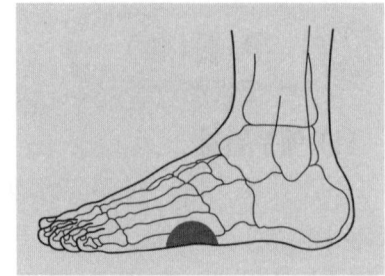

(2) 생리기능
상박, 척관절, 상박, 요관절, 요척관절을 포함하고 3개관절이 하나의 관절낭 안에 있으며, 구부리고 펴는 운동을 한다.

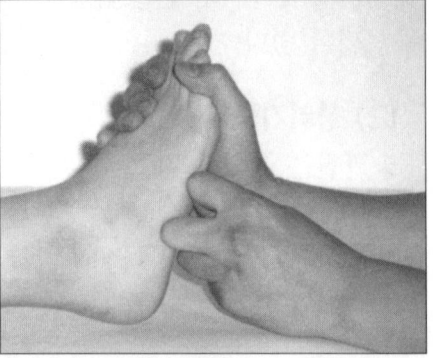

(3) 반사구 위치
양발 바깥쪽 제5번 척골의 튀어나온 부분의 앞뒤 구역.

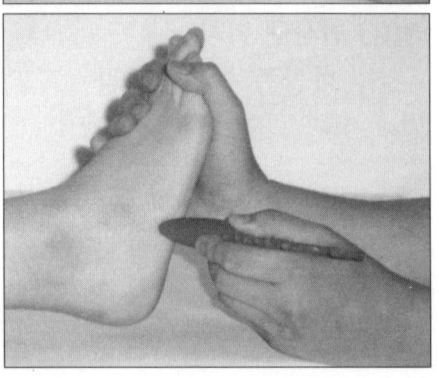

(4) 지압방법
• **주먹식지법** : 식지관절을 이용하여 반사구 구역을 힘있게 눌러 준다.

• **지압기 이용** : 지압기 끝을 이용하여 지압.

(5) 치료범위
주관절 손상, 주관절염, 견주염, 상지마비 등.

50 어 깨(肩)

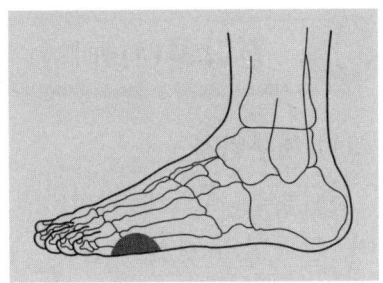

(1) 해부위치
어깨의 결합구조는 상당히 복잡한데, 기본적으로 견갑골 관절우와 상박골로 구성되어 있고, 상지의 최고 큰 관절이며, 가장 안정된 관절이기도 하다.

(2) 반사구 위치
양발 바깥쪽의 제5번 척지관절 구역.

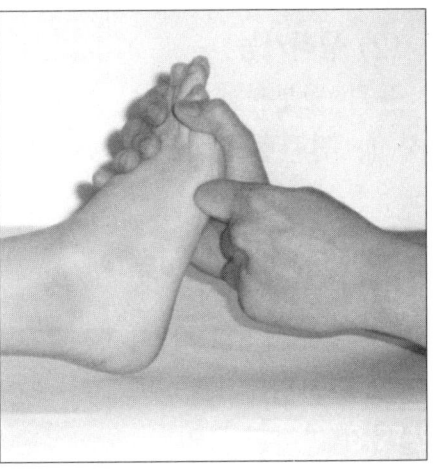

(3) 지압방법
• 주먹식지법 : 식지관절을 이용하여 반사구 구역을 힘있게 눌러 준다.
• 지압기 이용 : 지압기 끝을 이용하여 지압.

(4) 치료범위
견주염, 견관절 탈구, 상지마비, 수족무력 등.

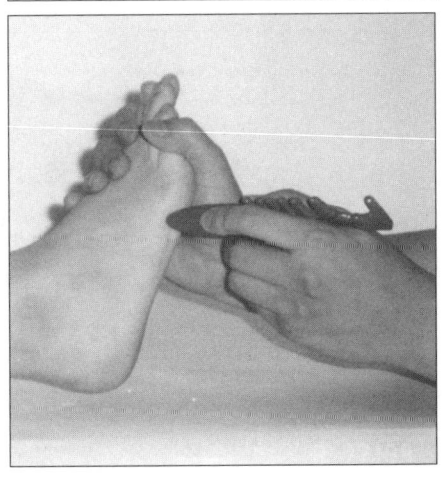

51 견갑골(肩胛骨)

(1) 해부위치

견갑골은 등쪽에 위치하며, 제2번부터 7번늑골 사이에 있으며, 삼각형의 편골이다.

(2) 생리기능

흉곽 뒷부분을 보호하고, 견관절 활동에 도움을 준다.

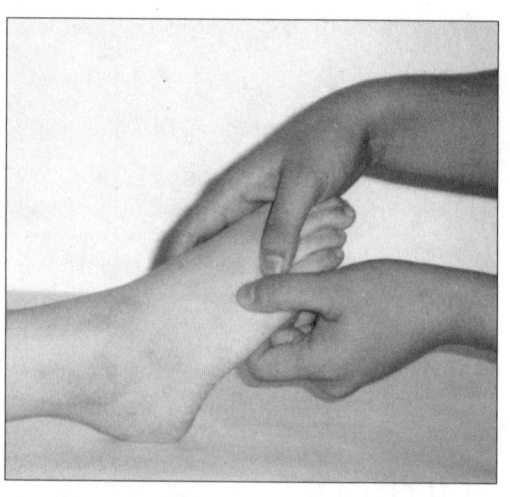

(3) 반사구 위치

양발등 제4,5번 척골 사이에서 위쪽으로 구골까지 연결된 구역.

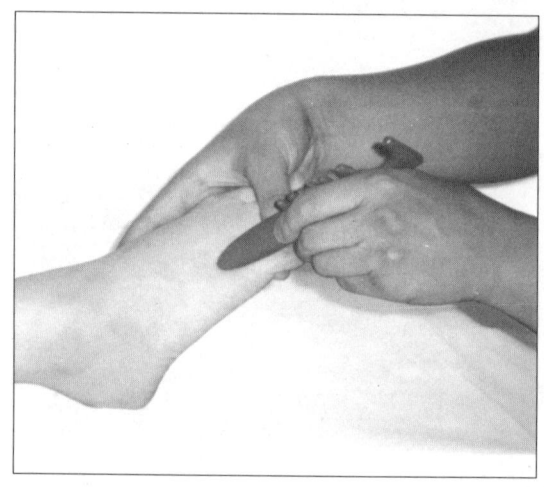

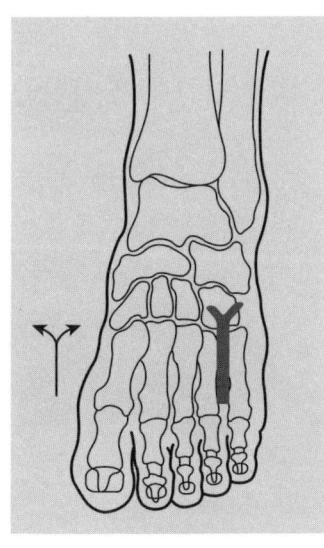

(4) 지압방법

• 엄지추압법 : 엄지 배 부분을 이용하여 아래서 위쪽(구골)으로 밀면서 올라간다. 한번은 양엄지를 평행으로 놓고 지압하고, 한번은 양엄지를 아래위로 놓고 지압한다.

• 지압기 이용 : 지압기 끝을 이용하여 지압.

(5) 치료범위

견관절 활동장애, 견주염, 낙침 등.

52 상 합(上頜)

(1) 해부위치
상합은 웃니의 뿌리 부분에 위치하고, 악골(입천장)과 상합골의 연결 부분이 된다.

(2) 생리기능
호흡과 소화기관의 통로 역할을 한다.

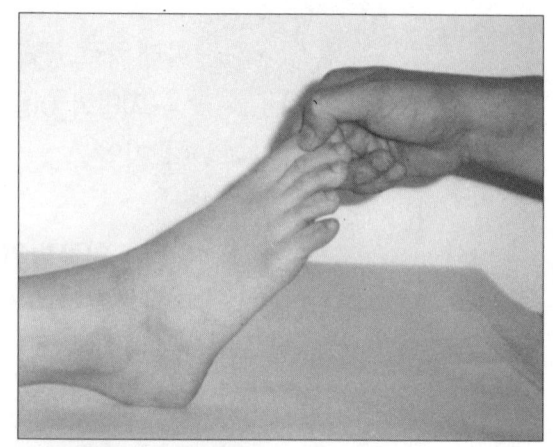

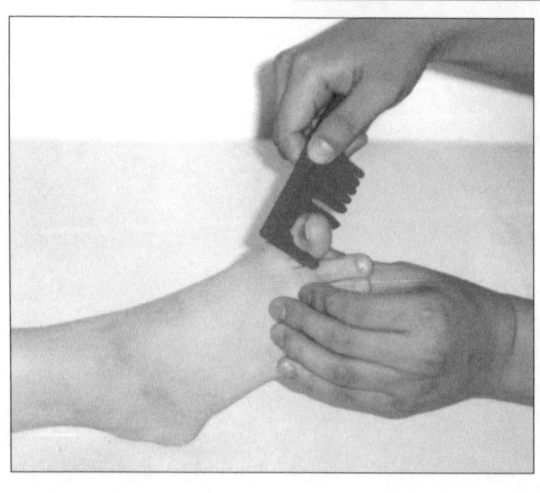

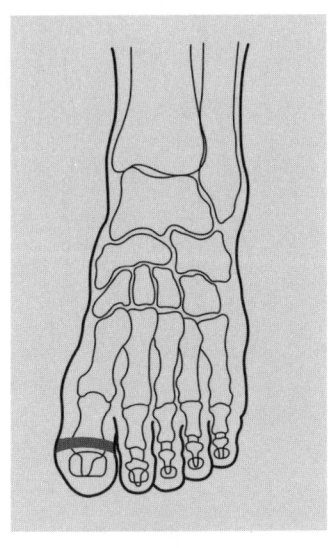

(3) 반사구 위치
양발 엄지발가락 관절 부분의 횡단으로 된 한 가닥 선(손가락 굵기 정도).

(4) 지압방법
• 엄지겹법 : 엄지 이외의 네 손가락으로 고정시킨 후 엄지의 끝부분을 이용하여 밖에서 안으로 지압한다.
• 지압기 이용 : 지압기 앞의 파인 부분, 또는 끝으로 지압한다.

(5) 치료범위
치통, 구강염, 치주염, 미각장애, 상하합관절통 등.

53 하 합 (下頜)

(1) 해부위치
아랫니 뿌리 부분에 위치하며, 악골과 하합골의 연결 부분이 된다.

(2) 반사구 위치
상합반사구의 바로 아랫부분의 한 가닥 선.

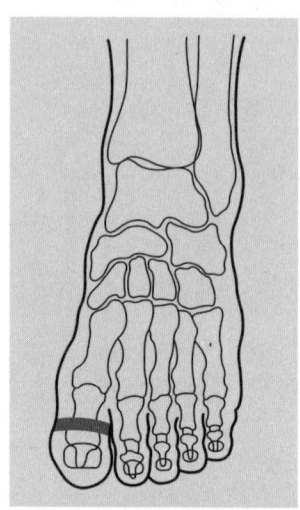

(3) 지압방법
• 엄지겹법 : 엄지 이외의 네 손가락으로 고정시킨 후 엄지의 끝부분을 이용하여 밖에서 안으로 지압한다.
• 지압기 이용 : 지압기 앞의 파인 부분, 또는 끝으로 지압한다.

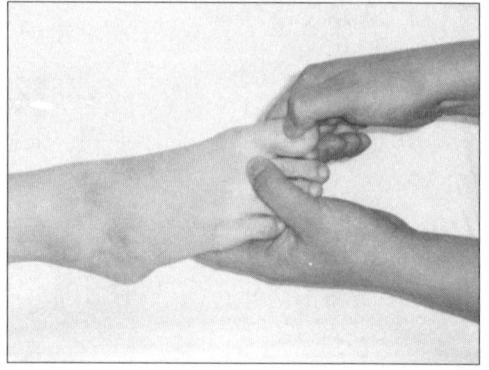

(4) 치료범위
치통, 구강염, 치주염, 미각장애, 상하합관절통 등.

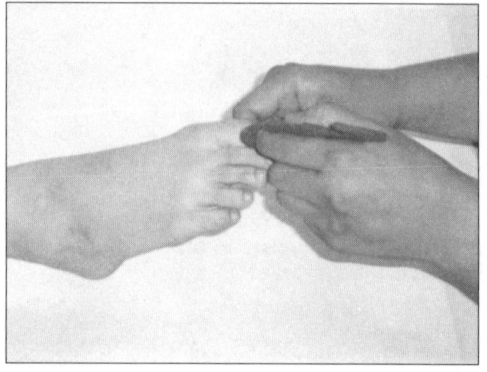

54 편도선(扁桃腺)

(1) 해부위치

편도선은 입과 인후 사이에 있으며, 임파조직으로 구성되어 있다.

(2) 생리기능

임파세포와 항체를 생산하고, 체내 면역기능을 증강시켜 준다.

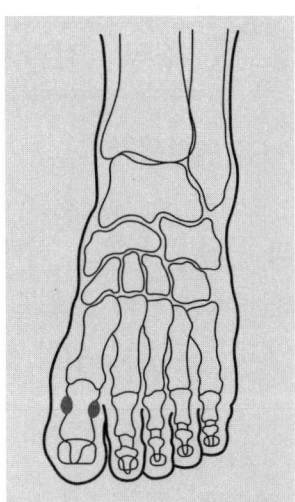

(3) 반사구 위치

양발 엄지발가락 근건의 좌우 양쪽.

(4) 지압방법

• 엄지겹법 : 양엄지손가락으로 반사구 위치를 지압한다.

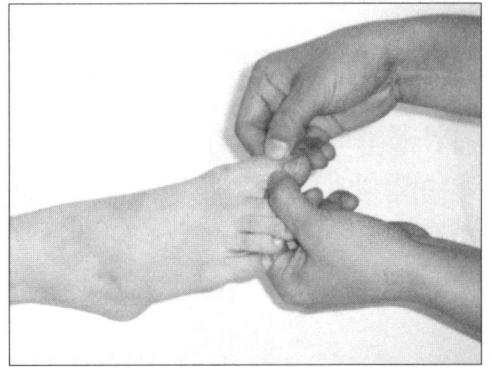

• 지압기 이용 : 지압기 끝을 이용하여 시압.

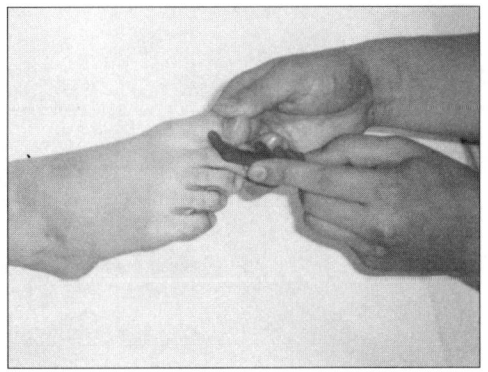

(5) 치료범위

편도선염, 감기, 면역력저하 등.

55. 후두 · 기관지 · 식도(喉頭 · 氣管支 · 食道)

(1) 해부위치

후두는 목 앞부분 중간에 위치하며, 위쪽은 인대로 인해 설골과 연결되어 있고, 아래쪽으로는 기관지와 연결되어 있다. 식도는 소화기관의 통로로 탄성이 있으며, 상단은 인후와 연관되어 있고, 아래쪽은 위와 통하며, 전체 길이는 25㎝ 정도이다.

(2) 생리기능

인후는 곧 호흡기관이면서 발음기관이기도 하고, 중간 부분이 최고로 좁고, 염증이 생겼을 경우 수종이 발생되기 쉬우며, 발성에 영향을 줄 뿐 아니라 호흡곤란까지 야기시킨다. 기관지는 기체의 통로로서 촉촉히, 즉 일정한 습도가 유지되어야 하고, 기체를 여과시키는 작용과 가래 등을 배출시킨다. 식도는 음식물을 수송하는 역할을 한다.

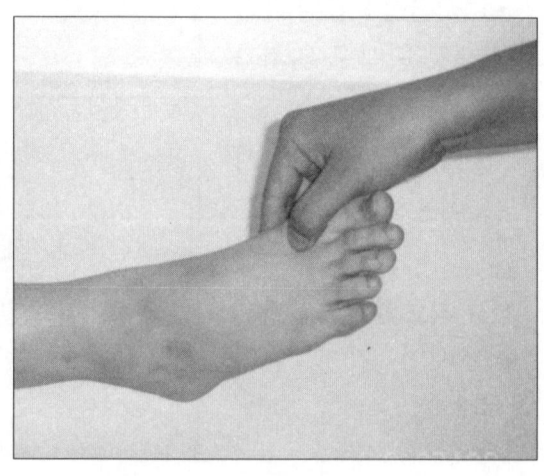

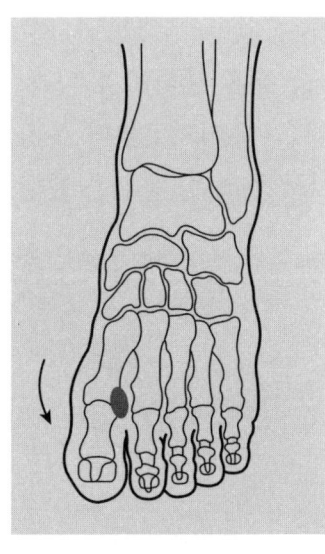

(3) 반사구 위치
양발의 제1·2척지관절 부분.

(4) 지압방법
• **엄지추압법** : 엄지의 배 부분을 이용, 심장 방향으로 반사구 위치를 지압한다.

• **지압기 이용** : 지압기 끝을 이용하여 지압.

(5) 치료범위
인후염, 인후통, 기침, 기관지염, 편도선염, 목쉼, 식도암 등.

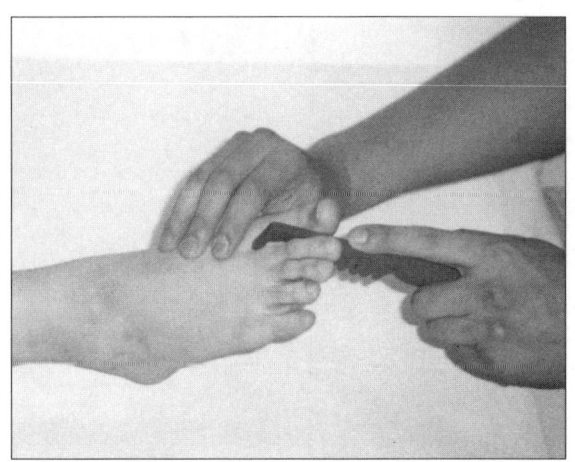

56 흉부임파선(胸部淋巴腺)

(1) 해부위치

흉부 임파선에는 흉도관·유미지·흉선 등을 포함하고 있다. 흉도관은 우리 몸에서 가장 큰 임파관이고, 유미지로부터 올라가고, 우리 몸 전체의 3/4의 임파를 가지고 있으며, 흉선은 흉강 윗부분에 위치하는 하나의 임파기관이다.

(2) 생리기능

체내의 면역기능에 참여하고, 흉선은 내분비 기능을 하며, 흉선왕상상피세포는

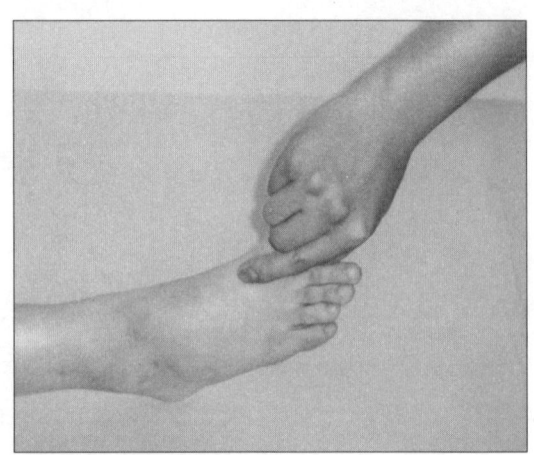

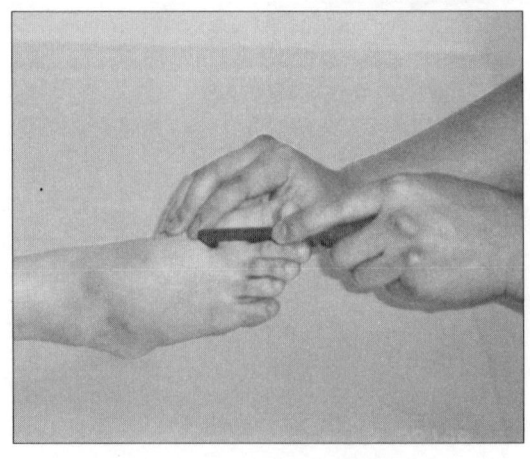

흉선호르몬을 분비하며, 또 골수 등에서 나온 면역기능이 없는 원시 임파세포를 면역기능이 있는 T세포로 전환시켜 주는 역할을 한다.

(3) 반사구 위치

양발 등의 제1척골 및 제2척골 사이 부분.

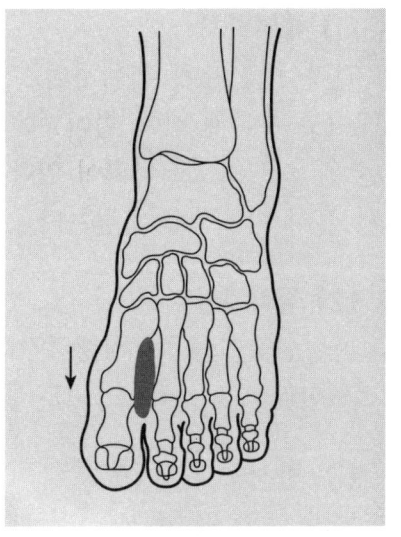

(4) 지압방법

• **엄지추압법** : 엄지 배 부분을 이용, 심장 방향으로 반사구 구역을 지압한다. 면역력증강 및 항암작용.

• **지압기 이용** : 지압기 끝을 이용하여 지압.

(5) 치료범위

각종 염증, 낭종, 자궁근류, 흉통, 유방 및 흉부염증, 백혈병, 재생장애성 빈혈 등.

내이미로

(1) 해부위치
관자놀이 안에 위치하며, 고실과 내이도 사이에 끼어 있어 아주 복잡한 완곡관도로 조성되어 있다. 그래서 흔히 미로라고 일컫는다.

(2) 생리기능
전정신경이 있어 평형감각신경을 전도한다.

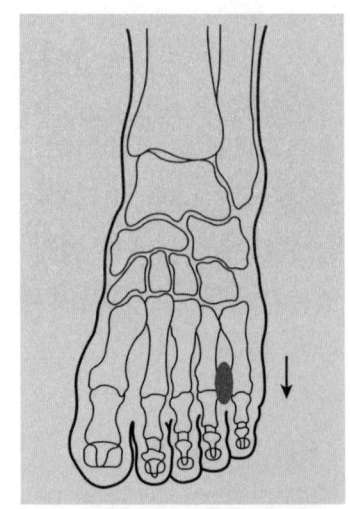

(3) 반사구 위치
양발 등의 제4번척골 및 5번척골 사이.

(4) 지압방법
• 엄지추압법 : 엄지 배 부분을 이용, 심장 방향으로 반사구 구역을 지압한다.
• 지압기 이용 : 지압기 끝을 이용하여 지압.

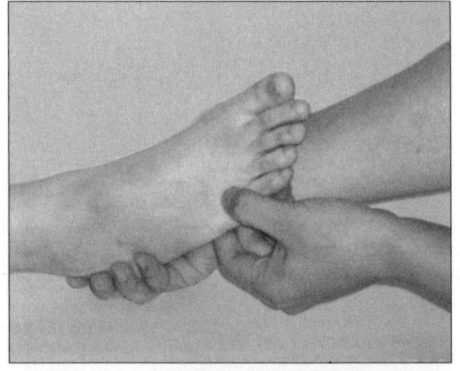

(5) 치료범위
현기증, 차멀미, 고혈압, 저혈압, 이명, 평형장애 등.

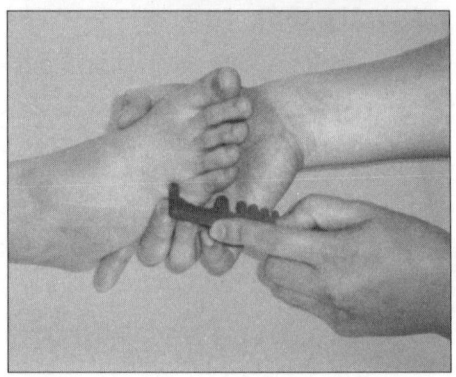

58. 흉부 · 유방(胸 · 乳房)

(1) 해부위치
흉부의 상계는 흉골경정맥절적, 쇄골과 다시견쇄 관절부터 제7경추 극돌까지의 선을 분계로 하고, 하계는 흉곽하구에 위치한다.

(2) 생리기능
흉강 안에 있는 기관을 보호하는 기능을 가진다.

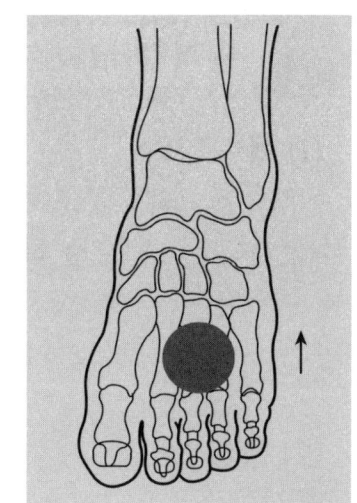

(3) 반사구 위치
양발 등의 제2 · 3 · 4척골 위에 형성된 구역.

(4) 지압방법
• 엄지추압법 : 양엄지를 이용하여 심장 방향으로 지압한다.

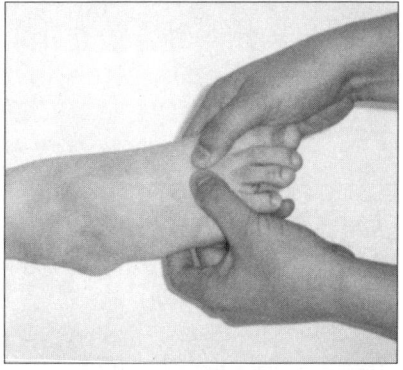

• 지압기 이용 : 지압기의 빗 모양 부분을 이용하여 지압한다.

(5) 치료범위
유선염, 유선증생, 유선암, 유선낭종, 유질증생, 식도질환, 흉통, 흉모염, 늑간신경통 등.

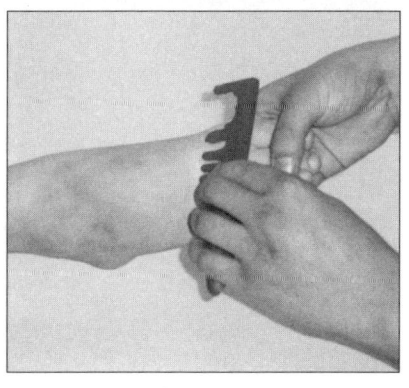

59 횡격막(橫膈膜)

(1) 해부위치

횡격막은 근육성 구조이며, 궁륭형의 형태(중앙이 높고 주위가 차츰 낮아지는 모양)를 하고 있다. 흉강과 복강 두 부분으로 나눌 수 있다. 격을 중심으로 윗부분에는 심장과 폐가, 아랫부분에는 간·비(脾)·위장 등이 있다.

(2) 생리기능

격은 아주 중요한 호흡근으로서, 수축과 이완작용으로 호흡을 도우며, 또한 복압을 증강시켜 배변과 분만을 촉진시켜 준다.

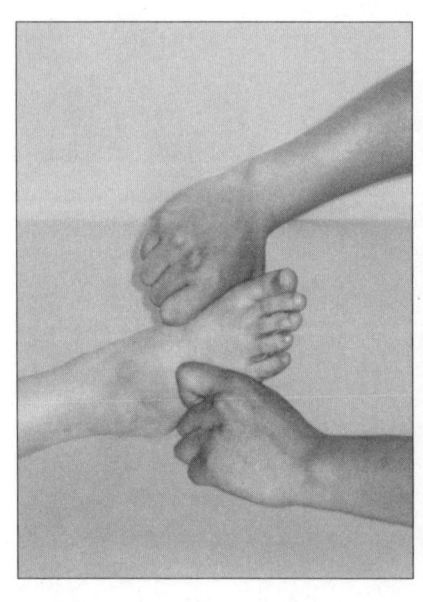
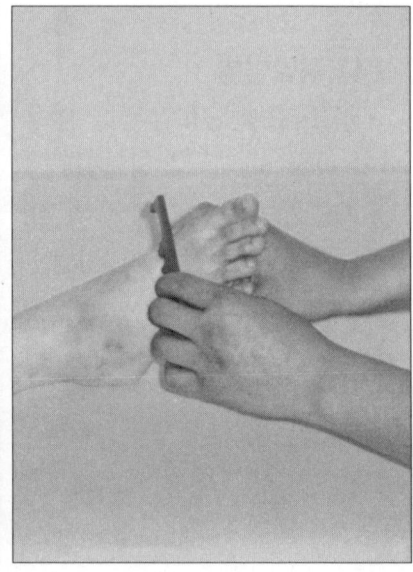

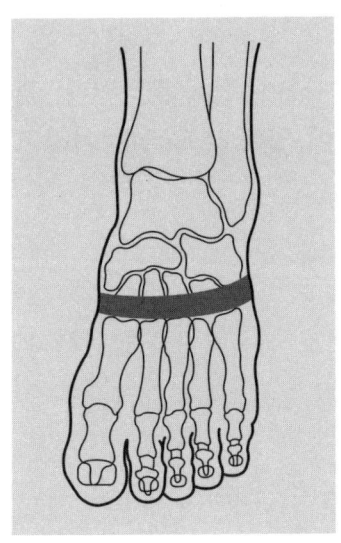

(3) 반사구 위치
양발등의 척골·계골·구골의 관절부분을 횡단으로 지나는 손가락 굵기의 선.

(4) 지압방법
• **엄지추압법** : 양손 엄지를 이용하여 반사구 구역을 안에서 바깥쪽으로 지압한다. 또는 사진과 같이 지압하여도 무방하다.
• **지압기 이용** : 지압기의 빗 모양 부분으로 지압한다.

(5) 치료범위
복통, 딸국질, 구토, 호흡곤란, 격근경련 등.

60 늑 골(肋骨)

(1) 해부위치
늑골(갈비뼈)은 흉부 좌우 양쪽에 위치하며, 전체 12쌍이다. 제11·12번 늑골은 복벽근층중에 유리되어 있어 부늑(浮肋)이라고도 칭한다.

(2) 생리기능
흉관을 구성하는 요소이며, 내장을 보호하는 역할을 담당한다.

(3) 반사구 위치
안쪽 늑골 반사구는 양발등 제1계골과 주골 사이, 바깥쪽 늑골 반사구는 구골·주골·거골 사이에 위치한다.

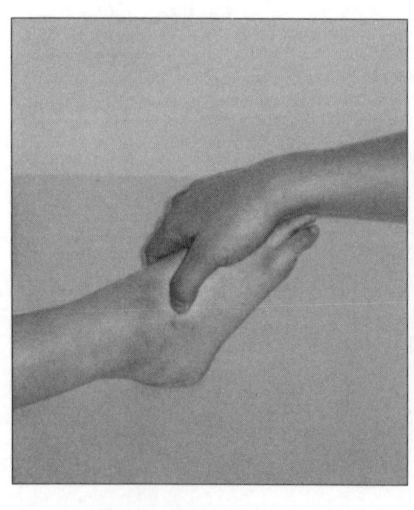
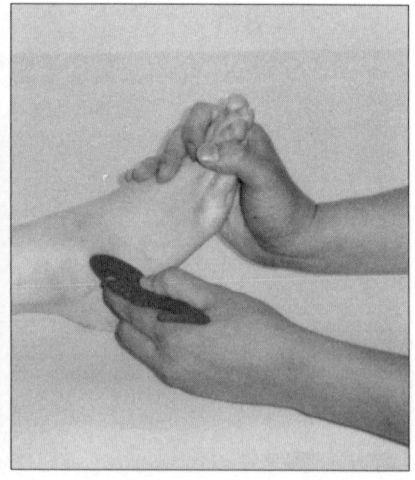

(4) 지압방법

• **엄지점안법** : 엄지 이외의 네 손가락을 발바닥에 고정시킨 후 엄지를 이용, 반사구 위치를 눌러 준다.
• **지압기 이용** : 지압기 끝을 이용하여 지압.

(5) 치료범위

늑골의 각종 병변 흉민(가슴 답답함), 흉막염, 늑간, 신경통, 늑막염 등.

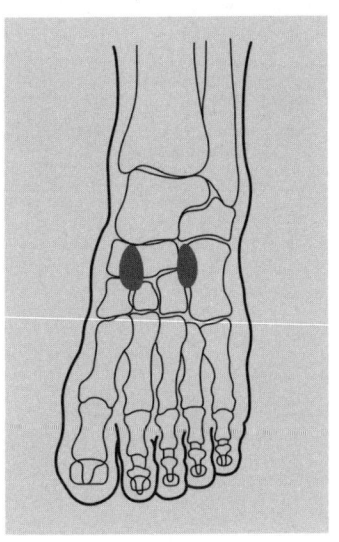

61 상반신 임파선(上半身淋巴腺)

(1) 해부위치

상반선 임파선은 배꼽 이상 경부 이하의 부위를 말하며, 흉부와 상지의 임파계통을 포함한다(임파관·임파결).

(2) 생리기능

임파의 가장 중요기능은 면역기능이다.

임파의 회류시 단백질을 회수하며, 영양물질 등을 운송하게 된다. 인체 생명활동 유지의 중요한 의미를 갖는다.

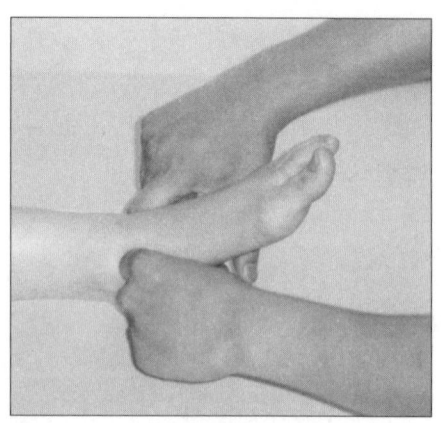

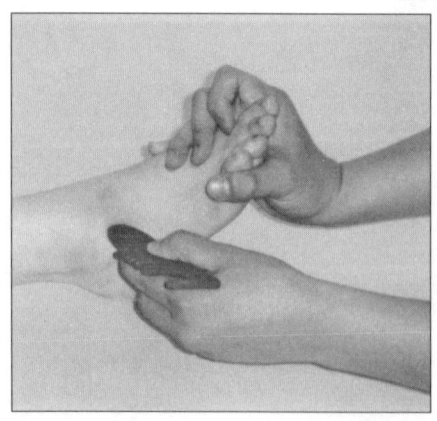

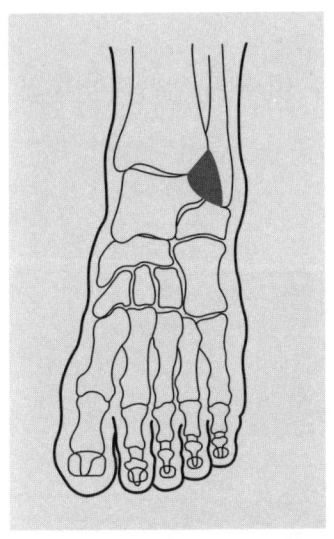

(3) 반사구 위치
양발 바깥쪽 복사뼈 앞부분 거골과 바깥 복사뼈로 구성된 홈이 파인 곳.

(4) 지압방법
• 주먹식지법 · 엄지점안법 : 식지 관절 끝으로 반사구 위치를 지압한다. 혹은 엄지 이외의 네 손가락을 발바닥에 고정시킨 후 엄지를 이용하여 반사구 구역을 지압한다.
• 지압기 이용 : 지압기 끝을 이용하여 지압.

(5) 치료범위
각종 염증, 발열, 낭종, 암, 근류 등.

62 하반신 임파선(下半身淋巴腺)

(1) 해부위치

배꼽 아랫부분을 말하며, 복부·분강부 및 하지 임파계통을 포함한다.

(2) 생리기능

상반신임파선과 동일.

(3) 반사구 위치

양쪽 발 안쪽의 복사뼈 앞쪽 거골과 주골로 구성된 홈이 파인 곳.

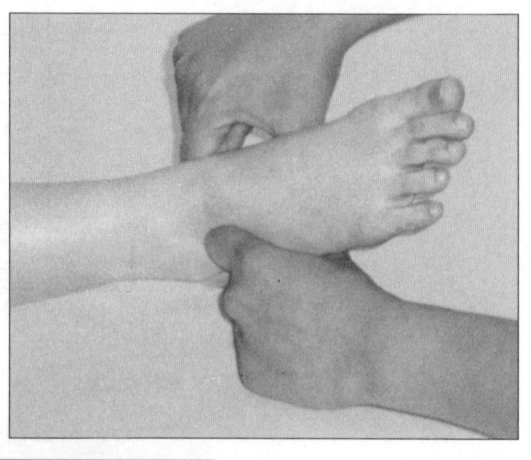

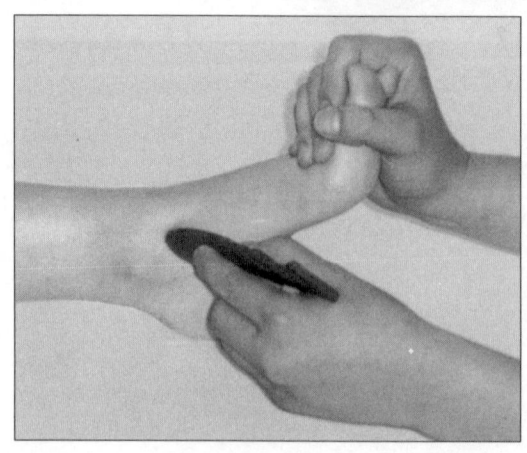

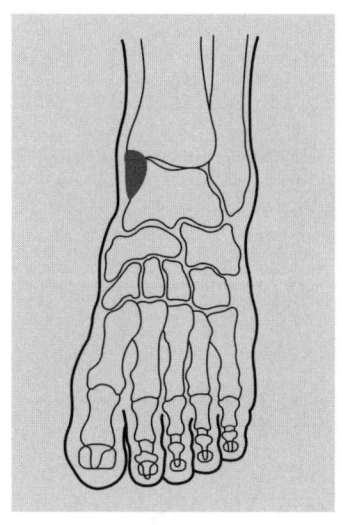

(4) 지압방법

• 주먹식지법 · 엄지점안법 : 식지관절 끝으로 반사구 위치를 지압한다. 혹은 엄지 이외의 네 손가락을 발바닥에 고정시킨 후 엄지를 이용하여 반사구 구역을 지압한다.

• 지압기 이용 : 지압기 끝을 이용하여 지압.

(5) 치료범위

각종 염증, 발열 수종, 낭종, 암, 근류 등.

다음 반사구는 62개의 반사구외의 다년간 임상경험을 토대로 발견된 특효반사구로 특정 증상에 효과가 좋은 반사구이다. 이 반사구의 지압 시간은 62개의 기본반사구와는 달리 한 반사구를 7~10분 정도 지압해 준다.

63 불면점

(1) 반사구 위치

발바닥을 가운데로 나눈 다음 내외측 복사뼈로 연결한 선의 교차점.

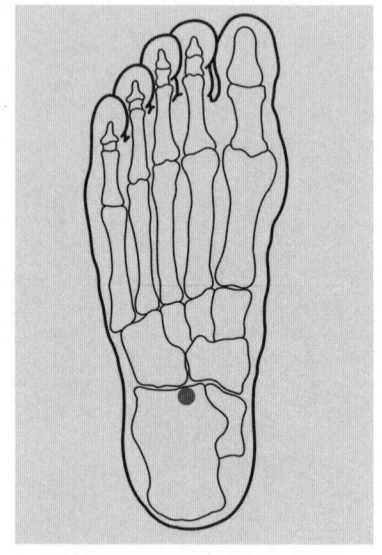

(2) 지압방법

• 주먹식지법 : 주먹을 쥔 상태에서 식지를 내밀어 식지 끝으로 힘있게 눌러 준다.

• 지압기 이용 : 지압기 끝을 이용하여 지압.

(3) 치료범위

각종 불면증.

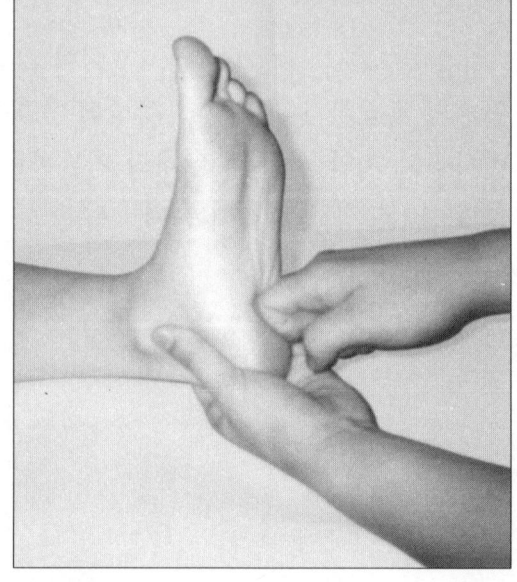

64 소갈점

(1) 반사구 위치
안쪽 복사뼈와 근건(아킬레스건) 사이의 홈이 파인 부분.

(2) 지압방법
• 엄지점안법 : 엄지손가락 배 부분을 이용하여 지압한다.
• 지압기 이용 : 지압기 끝을 이용하여 지압.

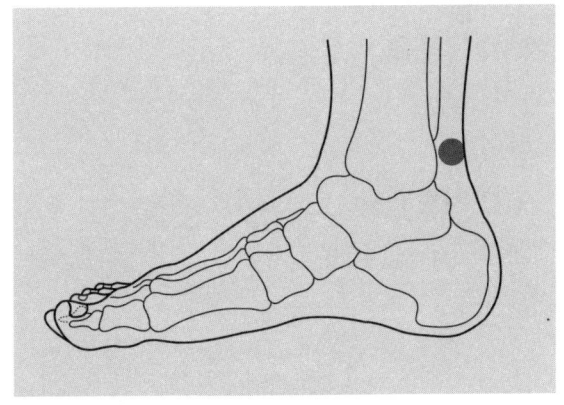

(3) 치료범위
당뇨병.

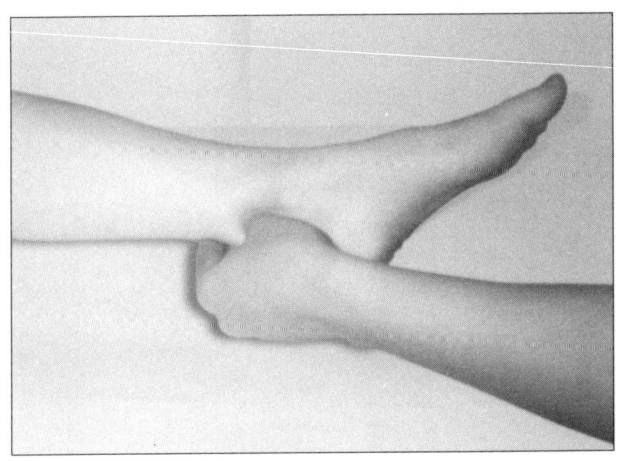

65 변비점

(1) 반사구 위치

안쪽 복사뼈로 위로 10cm 올라간 지점(경골 뒤쪽).

(2) 지압방법

• 엄지점안법 : 엄지 배 부분을 이용하여 지압한다.

• 지압기 이용 : 지압기 끝을 이용하여 지압.

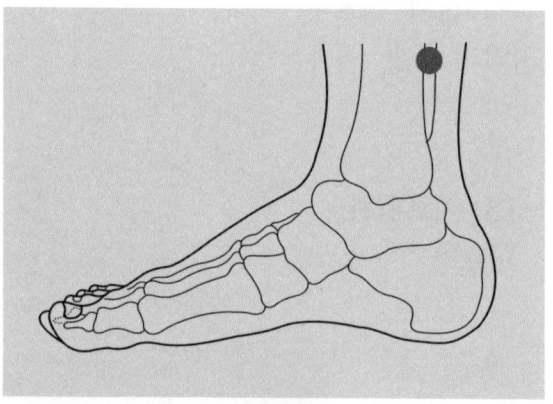

(3) 치료범위

변비, 구토, 복부 팽만 등.

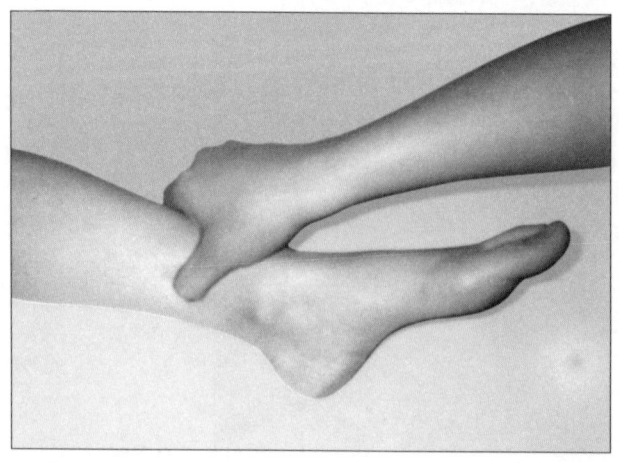

66 두통점

(1) 반사구 위치
바깥쪽 복사뼈 바로 윗부분의 홈이 파인 곳.

(2) 지압방법
• 엄지점안법 : 엄지 배 부분을 이용하여 지압한다.

• 지압기 이용 : 지압기 끝을 이용하여 지압.

(3) 치료범위
두통, 현기증 등.

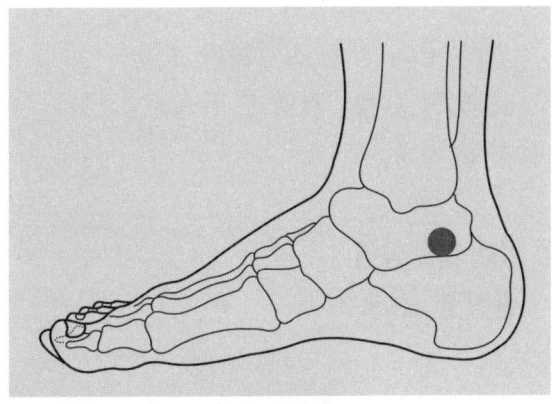

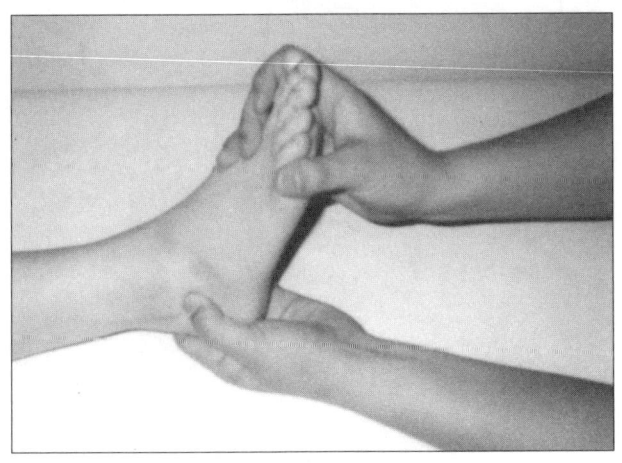

67 심통점

(1) 반사구 위치

양발등 제2·3척골 끝쪽.

(2) 지압방법

• **주먹식지법**: 주먹을 쥔 상태에서 식지를 내밀어 식지관절 끝으로 반사구 구역을 지압한다.

• **지압기 이용**: 지압기 끝을 이용하여 지압.

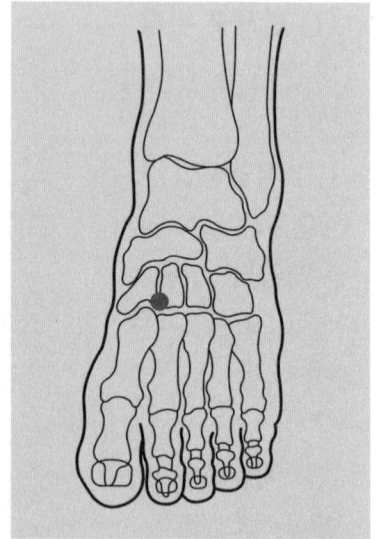

(3) 치료범위

관심병, 심교통 등.

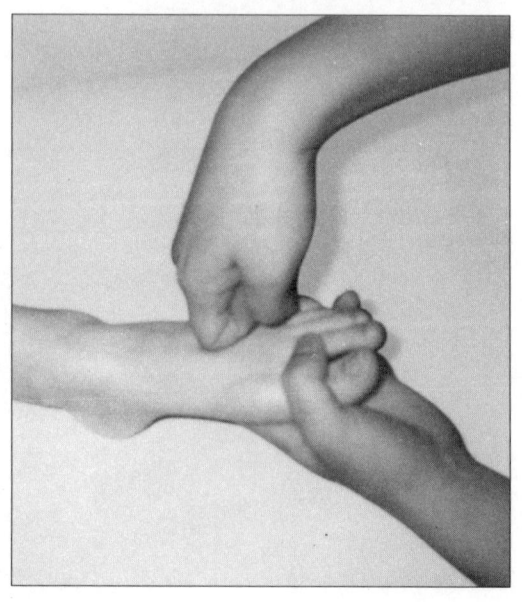

68 낙침점

(1) 반사구 위치
발 등 제3·4번 발가락 끝 사이에서 6.5cm 정도 떨어진 곳.

(2) 지압방법
• **주먹식지법** : 식지관절 끝으로 반사구 구역을 지압한다.
• **지압기 이용** : 지압기 끝을 이용하여 지압.

(3) 치료범위
잠잘 때 나쁜 자세로 인한 어깨, 목결림 등.

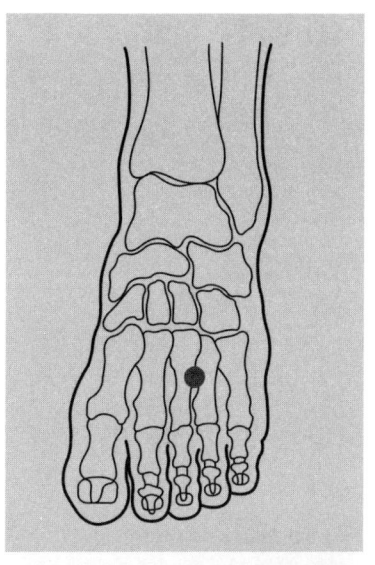

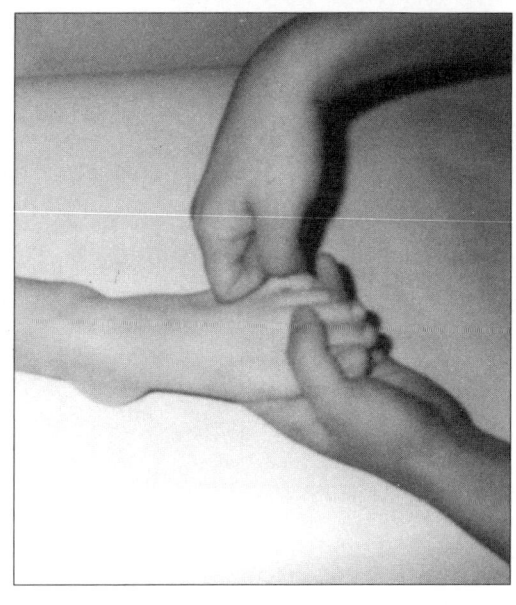

69 요통점

(1) 반사구 위치

발등 안쪽 복사뼈의 바깥 아래 쪽, 바깥쪽 복사뼈 안쪽 아래, 양쪽의 파인 곳.

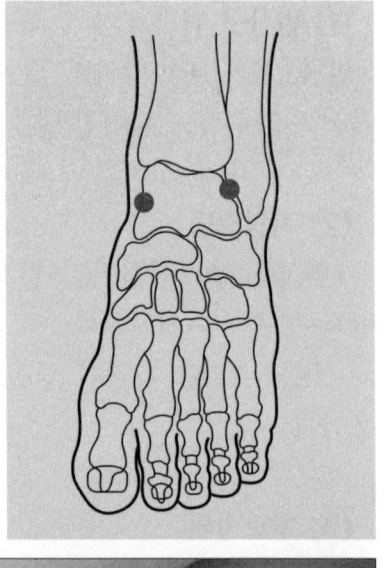

(2) 지압방법

• 주먹식지법·엄지점안법 : 식지 관절 끝으로 지압, 혹은 엄지 이외의 네 손가락을 발바닥에 고정시킨 후 양엄지의 배 부분을 이용, 반사구 구역에 대고 지압한다.

• 지압기 이용 : 지압기 끝을 이용하여 지압.

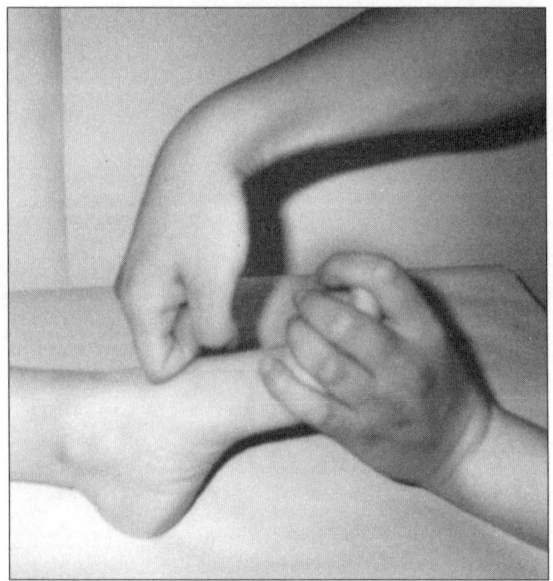

(3) 치료범위

요통, 하지마비 등.

제4장
구체적 응용방법

1. 반사구 선택의 원칙
2. 보건 및 예방
3. 지압순서
4. 지압의 힘 분배
5. 지압시간
6. 지압방법
7. 주의사항

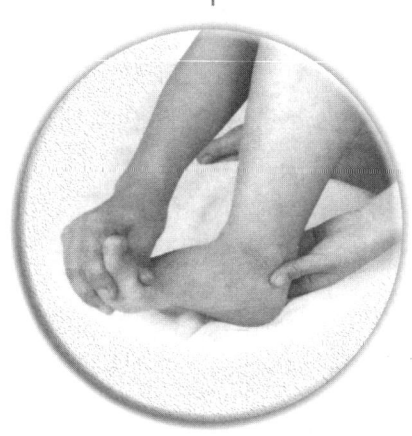

1 반사구 선택의 원칙

 반사구 선택의 원칙은 병이 난 부위를 근거로 선택한다. 즉 어떤 장부기관이 나쁜지에 따른 것이지 어떤 병이 걸렸는가에 근거를 두는 것이 아니다. 그래서 동일기관 동일계통의 각종 질병에 선택하는 반사구는 대체적으로 같다고 볼 수 있다. 반대로 같은 반사구를 선택하였다 하더라도 다른 질병을 치료할 수 있다는 것이다.

 신·수뇨관·방광 이 3개의 반사구는 발 반사구 건강법에서 가장 중요한 구역이다. 즉 '기본반사구'가 된다고 할 수 있다. 그 작용으로 배설기능을 증가시켜 인체 내의 여러 해(害)를 입히는 독소들을 밖으로 배출하기 때문이다. 그러므로 매번 지압 시작과 마무리에 꼭 이 기본반사구를 지압해 주는 것이 바람직하다. 즉 기본반사구를 선택한 기초상 병이 난 기관에 대응하는 반사구를 다시 선택하는 것이다.

 예를 들면 다음과 같다.

 신장 질병→신 반사구.

 각종 눈병→눈 반사구.

각종 귀병→ 귀(이), 내이미로 등 반사구.

각종 코병→ 코(비), 액두, 편도선, 폐 및 기관지 등 반사구.

폐 병→폐 및 기관지, 목 및 기관지, 심장 등 반사구.

지기관(기관지) 질병→폐 및 기관지, 코, 편도선 등 반사구.

위 및 십이지장 질병→위, 십이지장, 복강신경총, 갑상방선 등 반사구.

식도 질병→목 및 기관지 및 식도, 위, 가슴 등 반사구.

간 병→간, 비장, 위 등 반사구.

담 병→담, 담낭 등 반사구.

소장 질병→소장, 복강신경총, 갑상방선 등 반사구.

대장 질병→소장, 회맹판, 망장, 승결장, 횡결장, 강결장, 을상결장, 직장항문, 복강신경총 등 반사구.

경부 질병→경추, 경항 등 반사구.

전립선병→전립선, 요도, 수체, 갑상방선, 생식선, 신상선등 반사구.

수체병증→수체, 머리 등 반사구.

갑상선병증→갑상선, 수체, 신상선, 소뇌 및 간뇌 등 반사구.

갑상방선병증→갑상선, 갑상방선 등 반사구.

신상선병증→신상선, 수체 등 반사구.

고환 질병→생식선, 수체, 대뇌, 신상선, 갑상선 등 반사구.

자궁 질병→자궁 반사구.

피부병→비장, 신상선, 갑상방선, 임파선, 위 등 반사구.

인체의 구성과 기능의 통일성으로 병이 난 곳의 대응되는 반사구 외에, 성질이 다른 병증 및 장부기관과 상관 성질을 근거로 기타 다른 반사구를 취할 수 있다. 그러면 더욱 현저한 효과를 기대할 수 있게 된다.

예를 들어,

뇌혈관병 : 대뇌, 소뇌, 액두 등 병난 곳의 대응반사구 외에, 심장 반사구.

폐 병 : 폐 및 기관지, 심장 외에 코, 인후, 편도선, 흉부임파선 등 반사구.

각종 염증 : 각종 부위의 반사구 외에 비장, 임파선, 신상선, 갑상 방선, 편도선 등 반사구.

각종 암 : 각종 부위 반사구 외에 비장, 임파선, 신상선, 갑상선, 갑상방선 등의 반사구로 면역력을 길러 줌.

각종 통증 : 각종 통증 부위 반사구 외에 갑상방선, 임파선, 비뇨계통 및 생식선 등 반사구 지압.

소화기병 : 위장, 소장, 간, 담낭, 비장 외에 신, 수뇨관, 방광, 신상선, 갑상방선, 임파선 등 반사구 지압.

생식계통 질병 : 신, 수뇨관, 방광, 생식선, 전립선 외에 상하임파선, 수체, 대뇌, 갑상선 등 반사구 지압.

2 보건 및 예방

 발에 있는 모든 반사구를 전체적으로 지압하였을 경우 혈액순환의 개선으로 전신기능의 증강, 병이 난 부위뿐 아니라 각종 기관에도 도움을 주어 체질의 변화, 보건, 예방질병의 효과를 거둘 수 있다.
 더욱이 갑상선·신상선 등 내분비선의 호르몬 분비기능을 좋게 하여 신진대사를 촉진, 몸 안에 있는 내장 기능의 강화로 가장 적합한 평형상태를 유지할 수 있다.
 간, 임파계통, 비장 등의 지압을 통하여 몸 안에 있는 유독물질을 분해하여 질병예방 또한 빼놓을 수 없는 사실이다.
 발 지압을 통하여 식물신경의 조절로 혈관의 수축확장을 조절시켜 혈압을 잡아주고, 대뇌피질 기능의 조절로 신경의 흥분과 억제가 적절히 이루어져 몸 안의 유산을 배출, 피로회복에도 도움을 준다.
 이렇듯 이루 열거할 수 없을 정도로 간단한 발 목욕과 지압으로 우리는 질병을 퇴치 및 수면개선과 건강미 넘치는 피부미용 효과로 활기 찬 삶을 영위할 수 있게 된다.

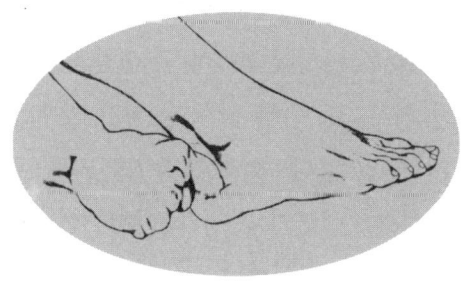

3 지압순서

먼저 심장에서 가까운 왼발부터 시작하여 신, 수뇨관, 방광 반사구를 3번 정도 지압해 준다. 그런 다음 발끝, 발안쪽, 바깥쪽, 발 등의 순서로 지압해 준다.

발가락 부위는 모두가 아래로 지압해 내려가기 때문에 전체적으로 발 지압의 방향은 향심성 지압, 즉 정맥과 임파회류의 방향으로 지압하게 되는 것이다.

만약 병이 난 경우에는 대체로 기본반사구를 지압한 후에 병이 난 곳 반사구, 상관반사구, 다시 기본반사구 순으로 하면 된다.

어떤 경우를 막론하고 발 지압의 가장 중요한 관건은 민간점을 확실히 찾아 환자로 하여금 득기감(뻐근함·통증)을 느끼게 하는 것이 가장 중요하다. 이런 느낌 없이 그냥 하는 지압은 천번 만 번을 하여도 소용없는 것이다.

4 지압의 힘 분배

지압할 때 힘의 분배는 치료효과에 중요요소로 작용한다. 힘이 너무 작게 들어간 경우, 또 너무 많이 들어간 경우 모두 만족할 만한 치료효과를 거둘 수 없다. 일정한 힘의 분배, 즉 환자로 하여금 뻐근한 득기감이 들 정도가 가장 적합한 '힘'이 되는 것이다.

처음 시작시 조금은 부드럽게, 그러면서 차츰차츰 힘의 강도를 높여 가며 처음과 마무리 모두 일정한 속도로 강도와 분배를 유지하면서 지압한다.

하지만 우리가 여기서 꼭 하나 짚고 넘어 가야 할 문제가 있다. 지압에는 두 가지 방법이 있다는 것이다.

이를테면 질병에는 실한 병(병사가 침입해서 생긴 병), 허한 병(오장육부가 허한 데서 온 병)으로 나뉘는데, 그에 따라 지압방법도 달라진다는 점이다. 즉 실증에는 힘의 강도를 좀 세게 반사구에 자극을 주어 몸 안의 병균을 밖으로 배출시키고, 허증 또는 노인·임산부·어린이 등에는 좀 부드럽게 지압하여 강한 자극으로부터 오는 부작용을 예방하는 것이다.

5 지압시간

발 지압시 반드시 지압시간을 정해야 한다.

어떤 병이든 그 증상과 환자의 체질에 따라 지압시간이 길어지거나 짧아질 수가 있다.

일반적으로 각 반사구의 지압시간은 2~3분, 혹은 3~5분 정도가 적당하다. 단 신, 수뇨관, 방광 반사구는 반드시 각 5분 정도씩 지압해서 비뇨기능을 강화시켜 체내의 노폐물을 순리적으로 몸 밖으로 배출시켜야 한다.

만약 심한 심장 질환의 환자일 경우 심장 반사구의 지압시간은 1분 정도면 족하다. 거기에 다른 반사구를 합쳐서 10분을 넘지 않는 것이 좋다.

척추에 이상이 있는 경우 매 반사수는 3분 정도 지압해 주면 좋다. 간장 반사구를 지압할 때에는 반드시 신장기능이 좋은지 여부를 확인한 다음, 양호한 상태일 경우 5분 정도 지압하여 몸안의 유독물질을 체외로 빼내는 것이 좋다. 매일 한두 번 지압하는 것이 가장 좋고, 장기간 하루 한번씩 지압했을 경우가 가장 이상적이다.

매일 시간을 정해 놓고 30~45분 지압하는 것이 적당하다.

지압을 통해 병이 완전히 회복되었어도 다시 2~3번 정도 계속 지압하여 재발이 안되도록 하는 것이 바람직하다.

6 지압방법

동서양을 막론하고 발 반사구 건강법의 지압(안마) 방법은 수만 가지나 된다 해도 과언이 아닌데, 여기서는 전통 동양의학의 추나요법에 근거를 두고 소개하기로 한다.

(1) 주먹식지법

반주먹 상태에서 식지를 앞으로 내밀어 식지 마디 끝으로 지압하는 방법.

• 사용되는 반사구

  신상선, 신장, 방광, 액두, 수체, 대뇌, 갑상방선, 사방근, 폐 및 기관지, 심장, 비장, 위, 이장, 십이지장, 횡결장, 강결장, 을상결장 및 직장, 항문, 간, 담, 망장, 회망판, 승결장, 복강신경총, 생식선, 소장, 팔꿈치, 무릎, 어깨, 목 및 기관지, 식도, 내이미로, 늑골, 코, 눈, 귀, 실면점 반사구.

(2) 엄지점안법

엄지를 제외한 네 손가락을 오므려 주먹 쥐듯 하고, 엄지의 끝부분과 엄지 배 부분을 이용한 안마.

• 사용되는 반사구

  (사용 횟수가 적고, 엄지추압법으로 대체된다)

  목 및 기관지, 식도, 내이미로, 경추, 심장, 상하신임파선, 늑골, 편도선, 흉부임파선, 심통점, 두통점, 낙침점, 요퇴점, 소갈점, 변비점 등 반사구.

(3) 엄지추압법

엄지와 나머지 네 손가락을 벌려 '호구'를 만든 다음, 엄지의 배면과 안쪽면을 이용하여 밀면서 하는 지압. 나머지 네 손가락은 지압시 고정한다.

• 사용되는 반사구

  횡경막, 견갑골, 가슴, 하복부, 직장 및 항문, 요도, 좌골신경, 흉추, 요추, 저골, 수뇨관, 갑상선, 눈, 귀, 전립선 및 자궁, 관관절 등 반사구.

(4) 엄지겹법(拇指掐法)

엄지손가락을 이용하여 꼬집듯 지압하는 방법.

- 사용되는 반사구

  소뇌 및 간뇌, 삼차신경, 경항, 상하합 등 반사구.

(5) 식지괄압법(食指刮壓法)

호구를 만든 다음, 엄지로 발 부위를 고정시킨 후 식지의 안쪽면으로 지압하는 방법.

- 사용되는 반사구

  꼬리뼈 등 반사구.

그 외 몇몇 반사구는 분포구역이 작고 깊기 때문에 손으로는 만족할 만한 치료효과를 얻지 못할 경우가 있다. 예를 들어, 편도선, 신상선, 실면점 등 반사구인데, 이때 지압봉 등 보조 발 반사구 건강법 기구를 사용하는 것이 편리하다.

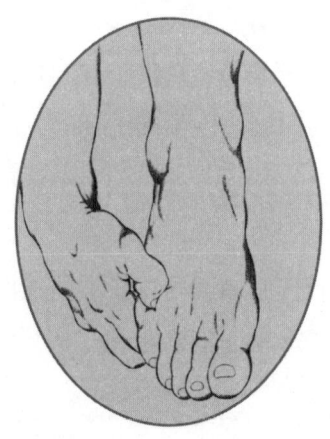

7 주의사항

① 지압치료 전 손톱을 짧게 자른 후, 손을 깨끗이 씻고 반사구 부위에 지압크림 등을 발라, 발 피부에 손상이 없도록 한다.

② 식사 후 1시간 전에는 발 지압을 피하는 것이 좋다. 위장에 더 큰 무리를 주어 오히려 소화장애 등이 올 수 있기 때문이다. 그리고 목욕을 한 직후에도 피하는 것이 무리가 없다.

③ 다음과 같은 사항에서는 발 반사구 건강법을 피하는 것이 좋다(토혈·빈혈·뇌출혈·위출혈·자궁출혈·내장출혈 등). 발 지압 자체가 혈액순환을 촉진시켜 주는데, 출혈이 있는 상태에서는 불 위에 기름 붓는 격이기 때문이다.

④ 발에 상처가 있거나 동상·무좀 등이 있는 경우에는 지압보다는 더 큰 효과가 있는 발 목욕을 하는 것이 좋다.

⑤ 심장병·당뇨병·신장병 등의 환자는 지압시간을 20분 이내로 하는 것이 좋다.

⑥ 지압시 발 부위에 직접 바람(에어컨·선풍기) 등이 안 닿게 하는 것이 좋고, 발 지압 후 발 목욕을 하면 더욱 큰 효과를 기대할 수 있다.

⑦ 발 지압 후 따뜻한 물, 또는 음료를 마신다.

⑧ 지압 진행시 만약 환자에게 이상이 생기거나 정신을 잃었을 경우는 즉시 지압을 중단하고, 머리를 낮게 눕힌 다음 따뜻한 음

료를 마시게 한 후 즉시 병원으로 옮기는 것이 바람직하다.

⑨ 만성병의 환자인 경우, 발 반사구 건강법 치료시 기존에 먹던 약을 모두 중단하고 꾸준히 발 지압을 받으면 틀림없는 효과를 볼 수 있다.

⑩ 발 지압 후 미열 혹은 추위를 느낄 수 있는데, 심한 경우 설사도 할 수 있다. 그러나 이는 모두 지압 후 나타나는 일종의 정상적인 증상으로 계속해서 치료받아도 무방하며, 어떤 환자는 지압 후 소변 색깔이 짙어지고 이상한 냄새가 난다고 하나 그 역시 지압 후 몸 안의 독소가 빠져 나가는 현상이므로 계속적인 치료가 필요하다.

⑪ 장기적 발 지압 후 간혹 발의 감각이 둔해지는 경우가 있는데, 이때는 발 목욕으로 감각을 되찾아 더욱 현저한 치료효과를 기대할 수 있다.

⑫ 특히 노년의 환자일 경우, 발의 피부가 약하므로 힘의 강도에 세심한 신경을 써야 한다.

제**5**장

발의 자세에 따른 질병

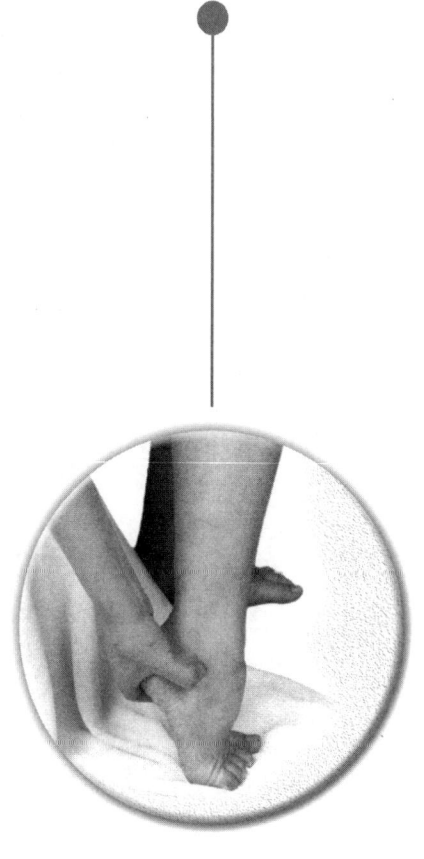

일반적으로 사람들이 무의식적으로 발을 놓는 자세에 따라 그 사람이 쉽게 걸릴 수 있는, 혹은 이미 그 계통에 병을 앓고 있는 경우에 대해서 살펴보기로 한다.

① 환자로 하여금 얼굴을 아래로 향하여 엎드리게 한 다음, 그 환자의 발끝이 밖으로 향해 있을 때 편안함을 느낀다(정상인인 경우 발끝이 밖으로 향하면 불편함을 느낌).
 • 만약 왼발 끝(즉 발뒤꿈치)이 밖으로 향한 경우, 왼발 전체에 병이 생긴 경우 → 심장병.
 • 또 오른발 끝이 밖으로 향한 경우 → 신장병, 목 부위의 임파결핵 등.

② 똑같은 자세로 엎드렸을 때 발끝의 높낮이가 다른 경우 → 위장병, 생리통 등.

③ 얼굴을 위로 향하여 눕게 한 다음, 만약 발끝(발가락쪽)을 몸쪽으로 구부리지 못하고 앞으로만 펼 수 있는 경우 → 폐의 탄력성 부족(쉽게 폐질환에 걸린다).

④ 똑같이 얼굴을 위로 향하게 눕힌 다음, 만약 양발을 평행으로 포개어 놓을 수 없는 여성 → 자궁암, 자궁전위, 생리통, 난산, 불

임, 성기능 장애 등 부인과 질환에 쉽게 걸린다.

⑤ 똑같은 자세에서 한 발만이 바깥쪽으로 향한 경우(겨드랑이 임파선 이상), 두 발 모두 바깥으로 향한 경우 → 쉽게 땀을 흘리고, 특히 잘 때 많은 땀을 흘리게 된다.

⑥ 발목이 비대하게 두꺼운 경우 → 신장병 조심.
- 오른쪽 발목이 특별히 두꺼운 경우 → 오른쪽 신장 이상.
  대부분 얼굴색이 어둡고 정맥계통이 항상 압박을 받고 있는 경우이다. 대부분 우심(右心)과 관련이 깊다.
- 왼쪽 발목이 두꺼운 경우 → 왼쪽 신장 이상.
  대부분 얼굴색이 붉고, 동맥계통과 관련이 깊으며, 좌심(左心)에 문제가 있어 동맥경화 등을 조심해야 한다.

⑦ 신발 밑바닥의 닳은 형태로 질병을 알아볼 수 있다. 걸을 때 발가락에 힘을 많이 주어 걷는 사람은 신발 앞부분이 많이 닳게 되는데, 이런 분들은 간질환의 경우가 많다.

⑧ 발가락 중에서도 새끼발가락쪽이 더 많이 닳는 경우는 심장질환, 특히 심실(心室)과 관련이 깊다. 왼쪽 발은 좌심실, 오른쪽 발은 우심실 질병에 걸리기 쉽다.

⑨ 발뒤꿈치쪽이 많이 닳은 경우는 수뇨관, 방광질병을 조심해야 한다. 특히 뒤꿈치 바깥쪽이 더 많이 닳으면 신장에 이상이 있는 경우가 많다. 왼발은 왼쪽 신장, 오른발은 오른쪽 신장.

⑩ 발톱에 줄이 많이 가고 윤기가 없는 경우 → 극도로 피로한 상태를 말하며, 병에 걸리기 쉽다.

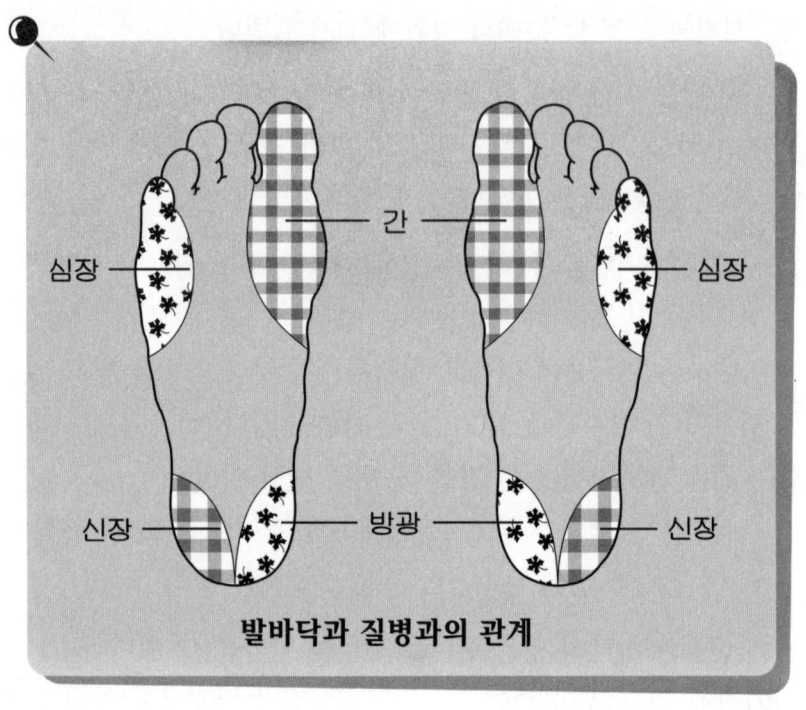

발바닥과 질병과의 관계

⑪ 엄지발가락 배 부분에 그물 모양의 주름이 지거나 구멍 같은 것이 나 있는 경우, 특히 여성이 그러한 경우가 많은데, 내분비의 이상으로 생리불순, 생리통, 성욕감퇴 등이 올 수 있다.

⑫ 두 번째 세 번째 발가락 관절이 오그라 든 경우 → 위, 십이지장 등 소화기 계통의 병에 걸리기 쉽다.

그 외에 각 반사구의 찰색(색깔을 본으로 질병을 알아봄)을 통하여 질병을 알아볼 수가 있다.

제6장
발 반사구 건강법과 발 목욕법의 치료

1. 소화계통의 질병
2. 호흡계통의 질병
3. 심혈관 질병 및 혈액병
4. 비뇨계통의 질병
5. 면역계통 및 내분비계통의 질병
6. 생식계통의 질병
7. 신경계통의 질병
8. 운동기관의 질병
9. 피부병
10. 종류(암)
11. 안과 질병
12. 이비후과 질병
13. 비만증
14. 증상에 따른 치료
15. 변형된 발·통증·염증
16. 기타

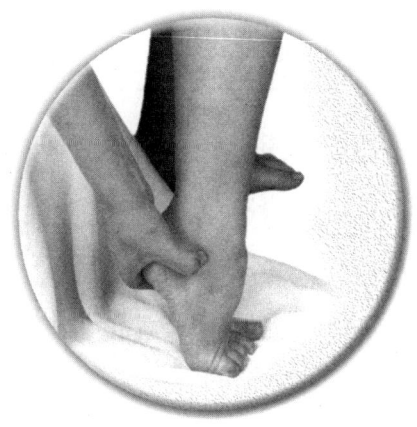

지금까지 살펴본 내용을 근거로 각종 질병의 치료를 알아보자.

앞에서 설명한 것들은 경험의 결과이지 절대적인 것일 수는 없으며, 자기 스스로의 실천으로 조금씩 터득하는 것이 바람직하다고 할 수 있다.

다음 내용 중 발 목욕법의 특별한 언급이 없는 것은 발 지압만으로도 충분한 효과를 얻을 수 있기 때문에 구태여 설명을 피했고, 발 목욕법에 언급된 약재들은 한약 건재상에서(서울인 경우 경동시장 등) 손쉽게 구할 수 있다.

1 소화계통의 질병

① **소화불량** : 위, 이장, 소장, 비장, 임파선 등 반사구 지압.

② **식욕부진** : 신, 수뇨관, 방광, 위장, 간, 담낭, 비장, 갑상선 등 반사구 지압.

③ **식중독** : 신, 수뇨관, 방광, 신상선, 갑상방선, 위장, 간, 담낭, 임파선 등 반사구 지압.

④ 치 통 : 상합, 하합(자극을 많이 줌) 등 소화계통의 각종 반사
       구 지압.
⑤ 설 사 : 위, 임파선, 소장 등 반사구 지압.
 * 발 목욕법 → 갈근 30g, 백편두 70g, 차전초 70g, 육두관 20g, 계지 20g을 넣고 끓인 물로 발 목욕.
 * 발 목욕시 주의사항 : 우선 한약재를 물에 15~20분 정도 담근다. 약재가 알맞게 물에 풀어졌을 때 약 20~30분 정도 끓이면 약재 안에 있는 유효성분이 비교적 쉽게 밖으로 나올 수 있으며, 약물의 온도가 40℃ 정도 되었을 때 발 목욕을 한다.
⑥ 위통·위궤양 : 신, 수뇨관, 방광, 위, 십이지장, 대장, 소장, 복강신경총, 이장, 임파선 등 반사구 지압.
⑦ 구 취 : 신, 수뇨관, 방광, 위, 십이지장, 간 등 반사구 지압. 만약 치통으로 인한 구취일 경우 상합·하합 반사구를 더한다.
⑧ 위산과다 : 신, 수뇨관, 방광, 위, 십이지장, 소장 등 반사구 지압.
⑨ 딸꾹질 : 신, 수뇨관, 방광, 복강신경총, 위, 십이지장, 횡격막, 가슴, 갑상방선 등 반사구 지압.
⑩ 복부팽만(상복부) : 신, 수뇨관, 방광, 위장, 복강, 신경총, 심장, 횡경막, 갑상방선 등 반사구 지압.
⑪ 복부팽만(하복부) : 신, 수뇨관, 방광, 소장, 맹장 등 반사구 지압.

⑫ 만성위염 : 신, 수뇨관, 방광, 위, 십이지장, 머리, 간, 담낭, 갑상방선 등 반사구 지압.

⑬ 담낭염·담결석 : 신, 수뇨관, 방광, 신상선, 십이지장, 간, 담낭, 소장, 대장, 췌장, 복강신경총 및 임파선 등 반사구 지압.

⑭ 십이지장궤양 : 신, 수뇨관, 방광, 위, 십이지장, 복강신경총, 갑상방선, 임파선 등 반사구 지압.

⑮ 간염·황달 : 신, 수뇨관, 방광, 십이지장, 간, 담낭, 이장, 임파선 등 반사구 지압.

* 발 목욕법 → 인진 30g, 간장 10g, 숙지 10g, 만삼 10g, 황백 10g, 치자 10g을 넣고 끓인 물로 발 목욕.

⑯ 간경화 : 신, 수뇨관, 방광, 십이지장, 간, 담낭, 이장, 임파선 등 반사구 지압.

* 발 목욕법 → 별갑 30g, 단삼 10g, 구판 10g, 천산갑 10g, 홍화 10g, 당귀 10g, 청호 10g, 오공 5을 넣고 끓인 물로 발 목욕.

⑰ 이선염 : 신, 수뇨관, 방광, 위장, 이장 및 임파선 등 반사구 지압.

⑱ 당뇨병 : 신, 수뇨관, 방광, 위장, 이장, 심장, 간, 신상선, 갑상방선, 임파선, 및 내측좌골신경 등 반사구 지압.

* 발 목욕법 → 생지 30g, 원삼 15g, 맥문동 15g, 천문동 15g, 황정 30g, 지골피 10g을 넣고 끓인 물로 발 목욕.

⑲ 장 염 : 신, 수뇨관, 방광, 위장, 임파선 등 반사구 지압.
⑳ 만성 맹장염 : 신, 수뇨관, 방광, 직장, 맹장 및 임파선 등 반사구 지압.
㉑ 과민성 대장염 : 복강신경총 반사구 지압.
㉒ 변 비 : 신, 수뇨관, 방광, 갑상방선, 위장, 직장, 항문 등 반사구 지압.
㉓ 탈 장 : 신, 수뇨관, 방광, 을상결장 및 직장, 항문, 횡격막, 갑상방선, 임파선 등 반사구 지압.

2 호흡계통의 질병

① 감 기 : 신, 수뇨관, 방광, 기관지, 폐, 코, 심장, 편도선, 갑상방선, 신상선, 임파선 등 반사구 지압.
  * 발 목욕법 → 마황 10g, 형계 10g, 방풍 10g, 세신 5g, 시호 10g, 은화 20g을 넣고 끓인 물로 발 목욕.
  * 특히 감기에는 발 목욕법이 상대적으로 더욱 효과가 있는데, 몸에서 땀이 날 때까지 발을 한약물에 담그고 있는 것이 좋다.
② 기 침 : 신, 수뇨관, 방광, 폐, 기관지, 임파선, 편도선, 코, 갑상방선, 신상선 등 반사구 지압.
③ 기관지 질병 : 신, 수뇨관, 방광, 폐 및 기관지, 목, 편도선, 코, 임파선, 갑상방선, 신상선 등 반사구 지압.

④ 폐기종 : 신, 수뇨관, 방광, 폐, 목 및 기관지, 심장, 신상선, 갑상선, 갑상방선, 임파선 및 소화계통의 각종 반사구 지압.

⑤ 폐 렴 : 신, 수뇨관, 방광, 폐, 임파선, 신상선, 갑상방선, 간, 위장 등 반사구 지압.

⑥ 폐결핵 : 신, 수뇨관, 방광, 신상선, 폐, 간, 위, 심장, 갑상방선, 갑상선, 임파선 등 반사구 지압.

3 심혈관 질병 및 혈액병

① 일반적 심장병 : 심장병이 발생했을 경우에는 발 지압을 피하고, 평소 예방차원으로 사용하는 것이 좋다. 대체로 신, 수뇨관, 방광, 심장, 폐, 신상선, 수체, 갑상선, 기관지, 위장, 횡격막, 췌장, 복강신경총, 경추, 흉추, 요추, 저골 등의 반사구 지압.

② 심교통 : 신, 수뇨관, 방광, 심장, 임파선, 폐 및 기관지, 수체, 갑상선, 위장, 복강신경총 등 반사구 지압.

③ 콜레스테롤 증가 : 갑상선, 신상선, 간 등 반사구 지압.

  * 발 목욕법 → 단삼 30g, 하수오 30g, 산사 30g, 목향 10g,

백구화 10g, 결명자 15g을 넣고 끓인 물로 발 목욕.

④ **동맥경화** : 신, 수뇨관, 방광, 신상선 등 반사구 지압.

⑤ **혈 전** : 신, 수뇨관, 방광, 신상선 등 반사구 지압.

⑥ **혈관협착** : 신, 수뇨관, 방광, 신상선, 갑상방선 및 각 질병 부위의 반사구 지압.

⑦ **혈액순환 장애** : 신, 수뇨관, 방광, 심장, 비장, 폐, 간, 신상선, 갑상선, 갑상방선 등 반사구 지압.

  * 발 목욕법 → 혈액순환에 관해서는 발 지압과 발 목욕법 이상인 것이 없다.
  단삼 30g, 홍화 10g, 계지 10g, 열금 20g을 넣고 끓인 물로 발 목욕.

⑧ **고혈압** : 신, 수뇨관, 방광, 심장, 비장, 폐, 간, 머리, 눈, 수체, 갑상선, 신상선, 전립선, 생식선, 내이미로, 요추 등 반사구 지압.

  * 발 목욕법 → 단삼 30g, 갈근 30g, 지룡 10g, 목향 10g, 천궁 10g, 오수유 10g을 넣고 끓인 물로 발 목욕.

⑨ **저혈압** : 신, 수뇨관, 방광, 머리, 내이미로, 심장, 폐, 갑상선, 신상선, 생식선, 수체, 경추, 흉추, 요추, 저골, 위장 등 반사구 지압.

⑩ **빈 혈** : 신, 수뇨관, 방광, 심장, 비장 및 각종 소화계통의 반사구 지압.

⑪ **철분부족** : 비장 반사구 지압.

4 비뇨계통의 질병

① **신장 질병** : 신, 수뇨관, 방광, 간, 위, 소장, 대장, 췌장 등 반사구 지압.

② **신결석** : 신, 수뇨관, 방광, 요도, 임파선 등 반사구 지압.

③ **요독증** : 신, 수뇨관, 방광, 신상선, 심장, 비장, 위장, 임파선, 갑상방선 등 반사구 지압.

④ **혈뇨·단백뇨** : 신, 수뇨관, 방광 및 임파선 등 반사구 지압.

＊발 목욕법 → 포황 30g, 한련초 30g, 차전초 15g을 끓인 물로 하복부를 씻어 주거나 발 목욕.

⑤ **수뇨관 염증** : 신, 수뇨관, 방광 및 임파선 등 반사구 지압.

⑥ **방광염** : 신, 수뇨관, 방광, 요도, 소장, 대장, 직장, 갑상방선, 비장, 임파선 등 반사구 지압.

⑦ **배뇨 곤란** : 신, 수뇨관, 방광, 요도 등 반사구 지압.

⑧ **요실금** : 신, 수뇨관, 방광, 요도, 머리, 척추 등 반사구 지압. 만약 자궁탈수가 있으면 자궁 반사구도 지압해 준다.

⑨ **이 뇨** : 신, 수뇨관, 방광, 전립선혹자궁, 요도 등 반사구 지압.

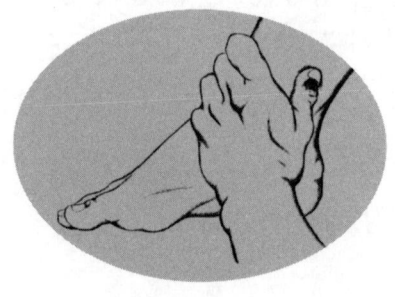

5 면역계통 및 내분비계통의 질병

① **과민성** : 신상선, 신, 수뇨관, 방광, 간, 담낭, 위, 비장, 임파선, 갑상방선 등 반사구 지압.

② **갑상선 질병** : 갑상선, 수체, 신상선 등을 주로 지압.

③ **갑상선 기능항진** : 신, 수뇨관, 방광, 수체, 갑상선, 갑상방선, 신상선, 위장, 간 등 반사구 지압.

④ **칼슘 부족** : 신, 수뇨관, 방광, 갑상방선, 신상선, 위장 등 반사구 지압.

⑤ **골다공증** : 주요 갑상방선을 지압.

⑥ **아동 발육불량** : 수체, 위장 등 반사구 지압.

⑦ **갱년기 장애** : 머리, 수체, 경항, 생식선, 갑상선, 신상선, 갑상방선, 자궁, 복강신경총 등 반사구 지압.

⑧ **갑상선종** : 신, 수뇨관, 방광, 갑상선, 갑상방선, 수체, 신상선, 생식선, 임파선 등 반사구 지압.

⑨ **생장 호르몬 결핍** : 수체 반사구를 집중적으로 지압.

⑩ **피근염** : 대뇌, 수체, 경항, 간, 비장, 신상선, 신, 수뇨관, 방광 등 반사구 지압.

  * 발 목욕법 → 백선피 15g, 백지 9g, 호장근 9g, 목향 6g, 고삼 10g을 넣고 끓인 물로 발 목욕.

6 생식계통의 질병

① **전립선 질병** : 신상선, 신, 수뇨관, 방광, 전립선, 수체, 갑상방선, 요도, 생식선, 임파선 등 반사구 지압.

  * 발 목욕법 → 선학초 30g, 황금 10g, 단피 10g, 홍화 20g, 지룡 15g, 목향 10g, 황백 10g, 정향 10g을 넣고 끓인 물로 발 목욕.

② **양위(정력감퇴)** : 신, 수뇨관, 방광, 수체, 갑상선, 신상선, 생식선, 음도, 전립선 등 반사구 지압.

  * 발 목욕법 → 소회향 30g, 부자 20g, 천산갑 10g, 음양곽 30g, 두충 20g, 토사자 10g, 구기자 10g을 넣고 끓인 물로 발 목욕.

③ **고환 질병** : 생식선, 수체, 머리, 신상선, 갑상선 등 반사구 지압.

④ **생리불순** : 수체, 갑사선, 생식선, 자궁, 복강신경총, 신상선 등 반사구 지압.

  * 발 목욕법 → 익모초 30g, 생지 12g, 오미자 12g, 향부자 20g, 몰약 10g, 시호 15g을 넣고 끓인 물로 발 목욕.

⑤ **자궁탈수** : 주요 자궁 반사구를 지압.

  * 발 목욕법 → 오배자 10g, 승마 10g, 시호 10g, 생황기 10g, 만삼 10g, 진피 10g, 백출 10g, 익모초 10g, 복령 10g, 구강초 5g을 넣고 끓인 물로 발 목욕 및 좌욕.

⑥ **자궁염증 및 충혈** : 신, 수뇨관, 방광, 자궁, 생식선 수체, 신

상선, 갑상선, 임파선 등 반사구 지압.

⑦ **불임증** : 신, 수뇨관, 방광, 수체, 갑상선, 갑상방선, 신상선, 자궁, 난소, 음도, 척추 등 반사구 지압.

⑧ **유방 질병** : 수체, 신상선, 갑상방선, 가슴(흉), 자궁, 생식선 등 반사구 지압.

  * 발 목욕법 → 홍화 10g, 향부자 10g, 천궁 10g, 목향 10g, 몰약 10g, 유향 10g, 연교 20g, 진피 10g을 넣고 끓인 물로 발 목욕, 또는 유방 주위를 씻어 준다.

⑨ **수란관염증** : 난소, 임파선, 갑상방선 등 반사구를 지압.

7 신경계통의 질병

① **신경쇠약** : 신, 수뇨관, 방광, 소화계통, 갑상방선, 갑상선, 머리 등 반사구 지압.

② **불면증** : 신, 수뇨관, 방광, 수체, 머리, 액두, 갑상선, 간, 위장, 심장, 복강신경총 등 반사구 지압.

  * 발 목욕법 → 하구초 30g, 백합 10g, 원지 10g, 백작약 30g, 단삼 30g, 산조인 30g, 오매 30g, 국화 10g을 넣고 끓인 물로 발 목욕. 특히 취침 30분 전에 발 지압과 발 목욕을 병행하면 더욱 효과가 좋다.

③ 간 질 : 신, 수뇨관, 방광, 머리, 수체, 신상선, 심장, 복강신 경총, 임파선, 갑상선, 갑상방선, 생식선 등 반사구 지압(예방차원).

④ 두 통 : 머리, 경추, 눈, 귀, 상하합, 복강신경총, 위장, 수체, 갑상선 등 반사구 지압.

⑤ 신경성 두통 : 머리, 소뇌, 삼차신경, 경추 등 반사구 지압.

⑥ 편두통 : 소뇌, 삼차신경, 경항 등 반사구 지압.
 * 발 목욕법 → 박하 5g, 방풍 10g, 국화 10g, 상엽 10g, 강활 10g, 천마 10g을 넣고 끓인 물로 발 목욕.

⑦ 안면신경마비 : 소뇌, 삼차신경, 비뇨계통 및 생식계통 반사구 지압.
 * 발 목욕법 → 남성 10g, 백부자 10g, 홍화 10g, 형계 10g, 방풍 10g, 선태 10g, 우방자 10g을 넣고 끓인 물로 발 목욕.

⑧ 신경통 : 신, 수뇨관, 방광, 척추, 갑상방선, 임파선 등 반사구 지압.

⑨ 뇌진탕 : 머리, 경추, 복강신경총, 심장, 임파선 등 반사구 지압.

⑩ 중 풍 : 수체, 신상선, 신, 누뇨관, 방광, 머리, 심장, 폐, 위장, 어깨, 팔꿈치, 관관절, 척추, 상하합, 갑상방선 등 반사구 지압.
 * 발 목욕법 → 천궁 10g, 도인 10g, 지룡 20g, 홍화 10g, 강활 10g, 당귀 10g, 방풍 10g, 천산갑 10g, 우슬 15g을 넣고 끓인 물로 발 목욕.

8 운동기관의 질병

① 관절염·관절통 : 신, 수뇨관, 방광, 신상선, 갑상방선, 임파선 및 각 질병 부위에 대응하는 반사구 지압.

② 풍습병(통풍) : 신, 수뇨관, 방광, 신상선, 갑상방선, 소화계통, 임파선 및 각 질병 부위에 대응하는 반사구 지압.

③ 다발성 관절염 : 신, 수뇨관, 방광, 신상선, 갑상방선, 소화계통, 임파선 및 각 질병 부위의 반사구 지압.

④ 경항병 : 머리, 경항, 경추, 견갑골, 흉추 등 반사구 지압.

⑤ 낙침(잠을 잘못 자서 목이 아픈 경우) : 머리, 경항, 경추, 어깨, 사방근 등 반사구 지압.

⑥ 척추병 : 신, 수뇨관, 방광, 척추, 소화계통 등 반사구 지압.

⑦ 추간판돌출 : 신, 수뇨관, 방광, 척추, 위장, 담낭 등 반사구 지압.

⑧ 요 통 : 신, 수뇨관, 방광, 요추, 관관절, 위장, 간, 담낭, 갑상방선 등 반사구 지압.

⑨ 좌골신경통 : 신, 수뇨관, 방광, 신상선, 척추, 무릎, 관관절, 좌골신경, 갑상방선, 임파선 등 반사구 지압.

 * 발 목욕법 → 계지 10g, 홍화 10g, 당귀 10g, 속단 10g, 도인 10g, 유향 10g, 몰약 10g, 부자 15g, 적작약 10g을 넣고 끓인 물로 발 목욕.

⑩ 미골통 : 신, 수뇨관, 방광, 미골, 경항, 경추, 갑상방선 등 반사구 지압.

⑪ **견관절염** : 신, 수뇨관, 방광, 어깨(견) 늑골, 경추, 흉추, 관관절, 갑상방선 등 반사구 지압.

⑫ **견주염** : 신, 수뇨관, 방광, 어깨, 팔꿈치(주) 늑골, 경추, 흉추, 갑상방선, 임파선 등 반사구 지압.

  * 발 목욕법 → 상지 30g, 계지 30g, 홍화 10g, 천궁 10g, 적작약 10g, 당귀 10g, 유향 10g, 올약 10g, 강활 15g, 갈근 30g을 넣고 끓인 물로 발 목욕.

⑬ **손발톱 무름** : 소화계통 및 갑상방선 반사구 지압.

⑭ **관관절통** : 관관절 및 어깨 반사구 지압.

⑮ **하지마비** : 신, 수뇨관, 방광, 흉추, 요추 저골, 미골, 관관절, 좌골신경, 갑상방선 등 반사구 지압.

⑯ **골 절** : 신, 수뇨관, 방광, 신상선, 간, 담낭, 위, 갑상방선, 임파선 및 골절 부위의 반사구 지압.

  * 발 목욕법 → 보골지 30g, 당귀 10g, 홍화 10g, 계지 10g, 하수오 30g, 천궁 10g, 우슬 10g, 상지 10g을 넣고 끓인 물로 발 목욕.

  * 특히 골절이 막 발생한 경우는 병원에서 치료를 받아야 되고, 회복단계에서 발 목욕 및 골절 부위를 목욕시켜 주는 것이 회복이 더 빠르다.

⑰ **인대손상** : 신, 수뇨관, 방광, 갑상방선, 임파선 및 손상 부위에 대응하는 반사구 지압.

⑱ **과로운동으로 인한 근육통** : 갑상선, 갑상방선, 신상선, 수체 등 반사구 지압.

⑲ 근육경련 : 미골, 갑상방선 등 반사구 지압.
⑳ 비장근 경련(종아리 부분) : 갑상방선, 소뇌 등 반사구 지압.

9 피부병

① **일반적 피부병** : 신상선, 갑상방선, 비장, 위장, 임파선 등 반사구 지압.

② **여드름** : 신상선, 신, 수뇨관, 방광, 위장, 간, 담낭, 비장, 갑상선, 갑상방선, 수체, 생식선, 임파선 등 반사구 지압.

 * 발 목욕법 → 형계 10g, 방풍 10g, 백지 10g, 박하 10g, 길경 10g, 당귀 10g, 천궁 6g, 황금 10g, 황연 10g, 치자 10g, 연교 10g, 생감초 6g을 넣고 끓인 물로 일단 약물에서 나오는 김을 얼굴에 쬐인다(훈법 ; 熏法). 그런 연후에 약물이 일정 온도(40℃)가 되면 발 목욕을 한다.

③ **탈 모** : 신, 수뇨관, 방광, 생식선, 수체, 갑상방선, 갑상선, 임파선, 신상선 및 소화계통의 반사구 지압.

④ **습 진** : 신, 수뇨관, 방광, 위장, 신상선, 갑상방선, 임파선 등 반사구 지압.

 * 발 목욕법 → 고삼 30g, 사상자 30g, 황백 10g, 창출 10g, 맥문동 15g, 곽향 20g을 넣고 끓인 물로 발 목욕, 또는 발병 부위에 훈법을 실시한다.

⑤ 가려움증
  * 발 목욕법 → 단삼 30g, 사상자 10g, 백선피 10g, 열금 10g을 넣고 끓인 물로 가려운 부위를 씻어 준다.

⑥ 마른 버짐(건선) : 신, 수뇨관, 방광, 신상선, 갑상방선, 임파선 및 소화계통의 반사구 지압.
  * 발 목욕법 → 포공영 30g, 지정 30g, 고삼 10g, 황금 10g을 넣고 끓인 물로 발병 부위에 훈법을 한 후 발 목욕.

⑦ 대상포진 : 신, 수뇨관, 방광, 신상선, 갑상방선, 간, 비장, 임파선 등 반사구 지압.
  * 발 목욕법 → 당귀 10g, 백지 10g, 황연 10g, 은화 10g, 세신 5g, 생감초 6g을 넣고 끓인 물로 발병 부위에 훈법을 한 후 발 목욕.

⑧ 거친 피부 : 갑상선, 위, 십이지장, 직장, 신 등 반사구 지압.

⑨ 액취(겨드랑이 냄새)
  * 발 목욕법 → 정향 10g, 목향 10g, 청피 10g, 향부 10g, 사인 3g을 소주에 담근 후 1주일 정도 지난 다음 그 물로 겨드랑이를 씻어 준다. 또 위의 약재를 끓인 물로 발 목욕도 병행한다.

⑩ 낭종·농종 : 신, 수뇨관, 방광, 위장, 간, 갑상선, 갑상방선, 임파선 및 발병 부위의 반사구 지압.

⑪ 동 상
  * 발 목욕법 → 단삼 15g, 홍화 10g, 계지 10g을 끓인 물로 동상 부위를 20~30분 정도 담근다.

10 종류(암)

① 유방암 : 흉부, 비장, 임파선, 수체, 갑상선, 갑상방선, 신상선, 편도선, 자궁, 생식선 등 반사구 지압.

② 폐 암 : 폐, 심장, 코, 간, 신상선, 갑상선, 수체, 갑상방선, 임파선 등 반사구 지압.

③ 간 암 : 신, 수뇨관, 방광, 간, 비장, 위장, 담낭, 신상선, 갑사방선, 임파선, 복강신경총 등 반사구 지압.

11 안과 질병

① 일반적 안과 질병 : 신, 수뇨관, 방광, 눈, 갑상선, 갑상방선, 신상선, 액두, 머리, 이장, 간, 임파선 등 반사구 지압.

② 다래끼(검선염) : 눈, 임파선 등 반사구 지압.

③ 망막염 : 신, 수뇨관, 방광, 눈, 임파선 등 반사구 지압.

④ 근 시 : 신, 수뇨관, 방광, 눈 등 반사구 지압.

⑤ 사 시 : 눈, 머리 등 반사구 지압.

⑥ 백내장 : 신, 수뇨관, 방광, 신상선, 눈, 머리 등 반사구 지압.
 * 발 목욕법 → 오미자 10g, 홍화 10g, 구기자 10g, 차전초 10g, 당귀 10g을 넣고 끓인 물로 눈을 훈법한 다음 발 목욕.

⑦ 급성 결막염 : 신, 수뇨관, 신상선, 눈, 임파선 등 반사구 지압.

* 발 목욕법 → 국화 10g, 대청엽 10g, 금앵자 10g, 황연 10g을 넣고 끓인 물로 눈을 훈법한 후 발 목욕.

⑧ **당뇨병으로 인한 눈병** : 눈, 이장, 신상선, 신 등 반사구 지압.
⑨ **갑상선으로 인한 눈병** : 눈, 갑상선, 신상선, 수체 등 반사구 지압.
⑩ **간병으로 인한 눈병** : 눈, 간, 위장 등 반사구 지압.

12 이비후과 질병

① **일반적 귀의 질병** : 주요 귀와 내이미로를 지압.
② **이 통** : 신, 수뇨관, 방광, 귀, 머리, 임파선, 갑상선, 복강신경총 등 반사구 지압.
③ **이 명** : 신, 수뇨관, 방광, 귀, 내이미로, 임파선, 갑상방선 등 반사구 지압.
④ **중이염** : 신, 수뇨관, 방광, 귀, 내이미로, 임파선, 갑상방선 등 반사구 지압.
⑤ **청각장애** : 귀 반사구를 중점적으로 지압.
⑥ **현기증** : 신, 수뇨관, 방광, 내이미로 등 반사구 지압.
⑦ **차멀미** : 신, 수뇨관, 방광, 내이미로 등 반사구 지압.
⑧ **일반적 코의 질병** : 코, 액두, 폐, 편도선 등 반사구 지압.
⑨ **액두감염** : 액두, 임파선 등 반사구 지압.
⑩ **과민성 비염** : 신, 수뇨관, 방광, 신상선, 갑상방선, 코, 상합, 하합, 목 및 기관지, 폐 및 기관지 등 반사구 지압.

⑪ **코 피** : 코, 갑상방선 반사구 지압.
⑫ **인후염** : 목, 기관지, 편도선, 임파선 등 반사구 지압.
⑬ **편도선염** : 신, 수뇨관, 방광, 편도선, 코, 갑상방선, 임파선 등 반사구 지압.
⑭ **목 쉼** : 신, 수뇨관, 방광, 머리, 목, 갑상선, 편도선, 임파선 등 반사구 지압.

13 비만증

 비만이란 체내에 지방이 과다하게 쌓여 형성되는 것으로, 외형상의 건강미에 직접적인 영향을 줄 뿐 아니라 우리 몸 속의 장부 기관의 기능실조로 합병증까지 초래하는 경우가 많다.
 비만증은 단순성 비만과 속발성 비만 두 가지로 나뉘는데, 단순성 비만은 발 지압 및 발 목욕법으로 탁월한 효과를 얻을 수 있고, 속발성 비만은 이를테면 어떤 병에 의한 비만으로 전문의와 상의하는 치료를 요한다.

(1) 진단의 요점을 살펴보면,

① 현 체중이 표준체중의 20%를 초과하는 경우

> 표준체중 계산공식 :   남자신장(cm) − 100 = 체중
>   여자신장(cm) − 102 = 체중

② 부모 모두 비만인 경우(유전적인 요소).

③ 식사량이 많고, 변비, 복부팽만, 운동량이 적고, 숨이 차고, 땀을 많이 흘리며, 잠을 잘 자고, 특히 여성인 경우는 생리 불순 및 성기능 장애.

④ 남성은 지방의 분포가 목 및 몸통 부위, 여성은 복부 및 하복부 둔부 위주.

(2) 비만증의 발 반사구 건강법

일반적으로 신, 수뇨관, 방광, 비장, 위장, 간장(이 반사구는 아플 정도로 세게 지압해 준다), 심장, 폐, 수체, 액두, 갑상선, 이장, 횡경막, 복강신경총, 경추, 흉추, 요추, 저골 등을 지압.

① **소화기 계통이 약한 경우의 비만** : 신, 수뇨관, 방광, 위, 이장, 소장, 비장, 임파선 등 반사구 지압.

② **콜레스테롤이 높은 경우** : 갑상선, 신상선, 간 등 반사구 지압.

③ **내분비 실조인 비만** : 신, 수뇨관, 방광, 심장, 수체, 신상선, 갑상선, 갑상방선 등 반사구 지압.

④ **심·혈관계통의 비만** : 신, 수뇨관, 방광, 머리, 눈, 심장, 위, 수체, 갑상선, 전립선, 내이미로, 요추 등 반사구 지압.

이상 비만 증상에 따른 반사구를 알아보았다. 다음은 발 목욕에 대해 알아보자.

발 목욕의 주요 원리는 앞서 설명했듯이, 약물이 피부의 모공을 통해 체내에 침입하여 유효성분이 직접 상응하는 장기에 들어가 치료작용을 하게 된다.

비만 역시 유효약물이 체내에 침입하여 지방을 녹이고, 상응 장기에 직접 들어가 비만에 따른 여러 증상들을 치료해 주게 되는 것이다.

(3) 치료법

① **일반적 비만** : 호박껍질(동과피) 30g, 복령 20g, 목과 10g, 단삼 30g, 차전초 10g을 넣고 끓인 물에 발을 담근다.

② **비위가 허한 비만** : 만삼 10g, 당귀 10g, 홍화 30g, 율무 20g을 넣고 끓인 물로 발 목욕을 한다.

③ **콜레스테롤이 높은 비만** : 생산사 30g, 택사 20g, 시호 10g, 차전자 10g, 결명자 10g을 넣고 끓인 물로 발 목욕을 한다.

④ **심혈관 계통의 비만** : 빈사엽 30g, 익지인 10g, 대황 10g, 세신 10g, 단삼 10g, 물금 10g을 넣고 끓인 물로 발 목욕을 한다.

(4) 주의사항

① 식사를 반드시 조절한다.
② 적당량의 운동을 규칙적으로 한다.
③ 발 목욕시 물의 온도를 반드시 40℃ 이상으로 한다.
④ 치료는 반느시 한 달 이상 꾸준히 실시한다.

14 증상에 따른 치료

① 발 열 : 임파선, 수체, 신상선, 갑상방선, 편도선, 비장 등 반사구 지압.

② 감 염 : 신, 수뇨관, 방광, 신상선, 갑상방선, 임파선 등 반사구 지압.

③ 염 증 : 신상선, 임파선, 갑상방선 및 염증 부위의 반사구 지압.

④ 수 종 : 신, 수뇨관, 방광, 간, 심장, 비장, 폐, 신상선, 갑상방선, 임파선 등 반사구 지압.

⑤ 탈 수 : 신, 수뇨관, 방광, 심장, 폐, 신상선, 상하신임파선, 반사구 지압.

⑥ 화 상 : 상하신임파선, 신상선, 신, 수뇨관, 방광, 간, 갑상방선 및 화상 부위에 상대응 반사구 지압.

 * 발 목욕법 → 황기 15g, 복령 10g, 당귀 10g, 진피 10g, 숙지황 10g, 백작약 10g, 단삼 10g을 넣고 끓인 물로 발 목욕.

⑦ 백 발 : 신, 신상선 반사구를 집중적으로 지압.

15 변형된 발 · 통증 · 염증

(1) 구부러진 발가락

심하면 탈골된다.

흔히 여성들은 억지로 좁은 구두를 신는다. 이렇게 되면 발가락이 구부러진다. 발가락의 구부러짐은 신발과 양말의 압력을 받아 구부러짐을 뜻하고, 심해지면 발가락 관절이 굳어져 흡사 말라 비틀어진 무와 같이 된다.

통상 엄지발가락을 제외한 4개의 발가락 중 둘째 발가락이 굽을 확률이 제일 높다. 일반적으로 여성들에게 많이 나타나며, 굽이 높은 구두를 신을 경우 그 증상이 더 빨리 나타난다.

일단 발가락이 구부러지면 통증을 느끼게 되며, 매번 걸을 때마다 심한 통증을 호소, 일상생활에 상당한 불편을 주게 된다. 심한 경우는 탈골까지 될 수 있으며, 수술을 하지 않으면 치료가 곤란해진다.

이 병의 진단방법은(통증이 없는 경우) 똑바로 서 있는 상태에서 체중을 앞쪽으로 쏠리게 한 후 만약 발가락의 중간 관절 상하의 구부러진 모양이 '<' 형이면 이미 증상이 나타난 것이다.

만약 심한 경우가 아니면 간단한 지압, 안마로 고칠 수가 있다.

여기에 그 방법을 소개한다.
① 온수로 발 목욕을 한다.
② 한 발을 다른 발의 무릎에 올려놓는다.
③ 모든 발가락을 위로 향하게 한 다음 발가락 관절을 눌러서 좌우로 돌려준다.
④ 위의 ③번을 한 후 다시 발가락을 잡아당긴다.

모든 발가락을 30번씩 안마해준다.
이 방법은 그 증상이 심하지 않은 경우에 해당되며, 심하면 전문의의 상담을 받는 것이 바람직하다.

그 다음, 만약 둘째 발가락이 신발을 신고 난 후 통증을 느낄 때 양말 안에 솜 같은 부드러운 것을 대는 것이 좋고, 매일 위의 안마를 한 달 정도 실시한다.

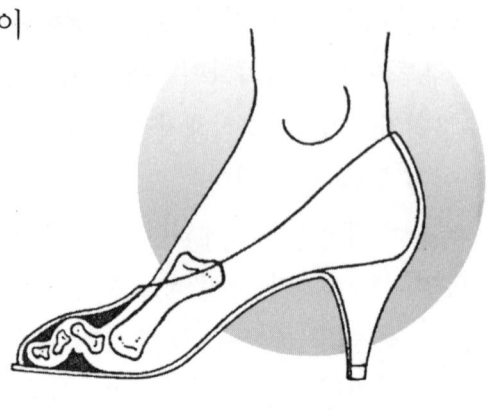

(2) 외반증

여성들의 굽 높은 구두에서 비롯된다.

외반증이란 엄지발가락이 바깥쪽으로 '<' 모양으로 구부러진 것을 말하며, 척골 앞부분이 바깥쪽으로 휘어진 증상으로, 심한 경우는 엄지발가락이 둘째 발가락까지 옮겨 가는 경우도 있다.

이런 상태에서는 엄지 관절 부위가 신발에 계속 마찰이 되면서 염증까지 유발되며, 통증이 굉장히 심해진다.

이런 증상은 예전엔 미주 및 유럽 여성들 사이에 많이 발견되었는데, 현재는 우리나라에서도 흔히 볼 수 있다. 특히 높은 굽의 구두를 신는 여성들에게 나타난다.

높은 굽의 구두를 신으면 체중이 발끝으로 쏠리게 된다. 거기에 구두 앞이 좁을 경우는 설상가상으로 발끝에 심한 압력을 받아 체중 이상의 압력을 발끝으로 견디어야만 한다. 그러므로 엄지발가락은 신발에 맞는 형태로 둘째 발가락쪽으로 가게 되며, 시간이 경과함에 따라 외반증이 되는 것이다.

　치료방법으로 가장 중요한 것은 최대한으로 굽 높은 구두를 신지 않는 것이다. 만약 신지 않으면 안될 경우 짧은 시간 동안만 신고, 신을 벗은 다음엔 반드시 발 지압 및 운동을 해주도록 한다. 즉 발가락을 굽혔다 폈다 하는 운동과 손으로 엄지발가락을 안쪽으로 당겨 주는 운동 등이다.

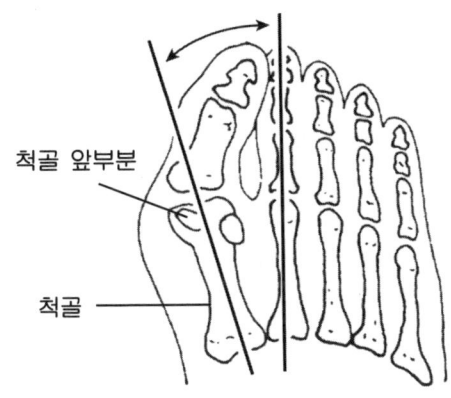

척골 앞부분

척골

(3) 발등(적골 앞쪽)의 통증

인대가 가장 중요하다.

　장시간 도보, 특히 높은 굽의 구두를 신고 있는 경우 발 앞쪽에 대부분 체중의 압력을 받게 되고, 그러므로 발끝쪽, 발등쪽에 통증을 느끼게 된다. 척골이란 발끝 부분 중 비교적 두꺼운 장골을 말하며, 발바닥을 놓고 보았을 때 발가락 끝부분의 살이 비교적 두꺼운 부분을 가리킨다. 이 곳도 통증을 느낄 수 있으며, 이곳이 체중을 받쳐 주는 곳이다.

우리의 체중은 이 발가락 끝부분과 척골이 지탱해 주는데, 엄지 발가락이 체중의 $\frac{3}{8}$을, 나머지 4개 발가락이 $\frac{5}{8}$을 맡게 된다.

이 다섯 개의 발가락은 아치형을 이루고 있는데, 엄지와 새끼발가락의 아치형 끝에는 이것을 지탱해 주는 인대가 있다.

그러나 이 인대가 느슨해 지거나 늘어날 경우 아치형을 받쳐주는 힘이 부족하게 된다. 이런 경우 아치형이 아닌 평평한 모양이 되어 제2·3·4의 발가락에 체중이 가중되어 결과적으로 통증을 느끼게 되는 것이다.

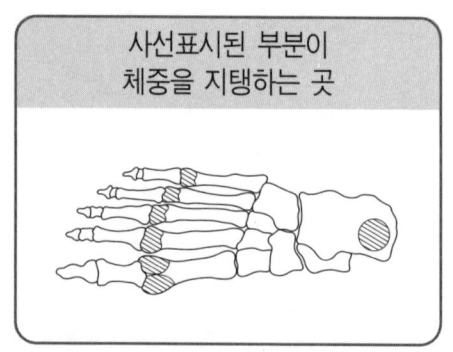

사선표시된 부분이 체중을 지탱하는 곳

인대가 늘어나는 원인은 체중의 증가가 주된 원인이다. 이것은 발끝 근모염과도 같은 원인이 된다. 인대가 견딜 수 있는 무게를 초과했기 때문이다.

이런 경우는 오직 체중을 감량하는 수밖에 없고, 간단한 지압 및 발 목욕법이 최선이다.

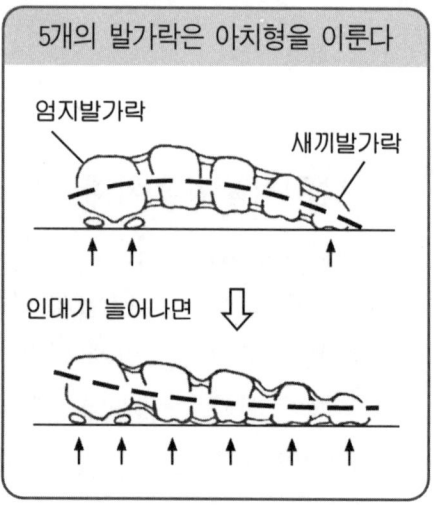

5개의 발가락은 아치형을 이룬다

(4) 아킬레스건의 염증

자기 발에 맞지 않는 신발을 신었을 경우 신발과 발에는 마찰이 생겨 통증을 느끼게 된다. 이는 단지 피부의 염증 증상이 아니며, 심하면 걸을 때 아킬레스건과 발뒤꿈치가 연결되는 곳에 극심한 통증을 호소, 결국엔 걸을 수 없게 된다. 이것은 발 안쪽에 염증이 생긴 것으로, 이것을 흔히 아킬레스건 염증(근건주위염, 근건낭염)이라 칭한다.

이 질병의 대부분은 자기 발에 맞지 않는 신발을 신었을 경우 생기게 된다. 근건낭염은 주로 근막과 근골 뒤쪽 튀어나온 부분의 사이에 완충작용을 하는 미끈한 액체 주머니에서 잘 생긴다. 보통 발에 맞지 않는 신발을 신었을 경우에 생기며, 가끔 감기나 편도선염증에도 이 질병이 생기기도 한다.

이런 질병이 생기면 바로 전문의를 찾아 치료를 받는 것이 바람직하고, 재발되지 않도록 각별히 주의해야 한다.

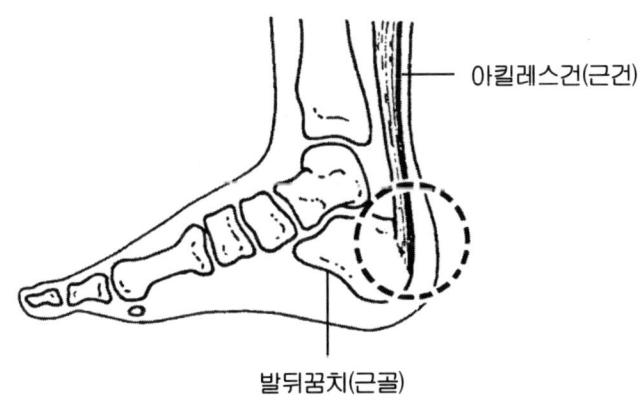

16 기 타

① **수술 후의 회복** : 임파선, 갑상방선 및 수술부위에 해당하는 반사구 지압.

② **숙 취** : 신, 수뇨관, 방광, 위, 십이지장, 간, 머리, 내이미로 등 반사구 지압.

　* 발 목욕법 → 결명자 30g, 갈근 30g을 넣고 끓인 물로 발 목욕.

③ **피로회복** : 신, 수뇨관, 방광, 수체, 갑상선, 갑상방선, 경항, 삼차신경, 척추, 신상선, 생식선, 비장, 심장, 소화계통의 반사구.

　* 발 목욕법 → 황기 15g, 백출 15g, 복령 10g, 결명자 10g, 갈근 10g, 단삼 20g, 숙지황 10g, 당귀 10g, 감초 10g을 넣고 끓인 물로 발 목욕.

④ **보건안마** : 기본반사구 안마 후 수체, 머리, 갑상선, 신상선, 복강신경총, 위장, 전립선, 생식선 등 반사구 지압.

부록 / 예상문제

한중 인체공학협회 시행
발건강 자격증 시험

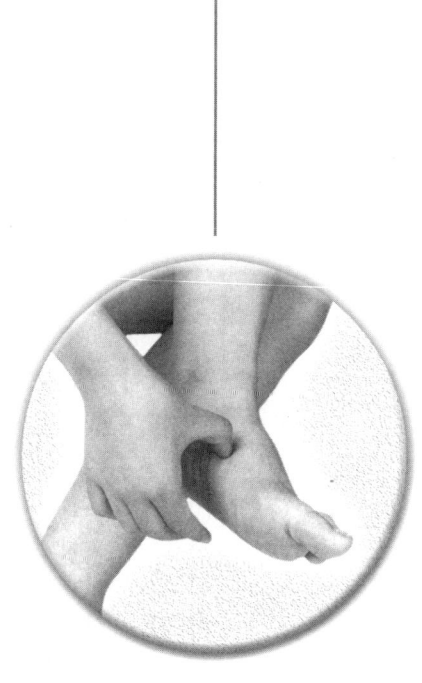

다음 문제들은 6월중 실시 예정인 발 건강법의 예상문제들이다. 한중 인체공학협회 주최로 소정의 교육과정과 검정시험을 거쳐 합격한 사람에 한하여 민간자격증이 부여된다.

1. 다음 중 반사구와 혈자리의 틀린 점이 아닌 것은?

㉮ 반사구와 혈자리는 그 치료 작용이 다르다.
㉯ 반사구는 일정 구역, 혈자리는 일정 점.
㉰ 반사구의 명칭은 대표적 장기의 명칭.
㉱ 반사구란 양의적 개념도 포함하고 있다.

2. 발 건강법의 효과로 보기 어려운 것은?

㉮ 혈액순환의 촉진   ㉯ 심리적 안정
㉰ 신경반사작용   ㉱ 각종 염증제거

3. 발 건강법은 어떤 원리에 그 근거를 두는가?

㉮ 순환기 계통   ㉯ 신경반사 계통
㉰ 호흡기 계통   ㉱ 면역 계통

4. 발 건강법을 일본에서는 무엇이라 불리는가?

㉮ 구역요법   ㉯ 족도양생
㉰ 족심도   ㉱ 발 반사구법

5. 발 지압시 주의사항이 아닌 것은?

㉮ 각 반사구 위치를 정확히 찾는다.
㉯ 힘의 분배가 중요하다.
㉰ 지압시 일정한 규율이 중요하다.
㉱ 처음부터 힘을 강하게 지압한다.

6. 지압순서로 올바른 것은?

㉮ 왼발→오른발→발 안쪽→발 바깥쪽
㉯ 오른발→왼발→발 안쪽→발 바깥쪽
㉰ 왼발→오른발→발 바깥쪽→발 안쪽
㉱ 왼발→오른발→발 안쪽→발 바깥쪽

7. 발 목욕의 치료작용이 아닌 것은?

㉮ 약물적 치료작용
㉯ 혈액순화의 개선
㉰ 약물의 외과적 치료작용 및 보온효과
㉱ 발 형태의 변화

8. 발 건강법은 제3의 의학이다. 다음 중 그 범위에 속하지 않는 것은?

㉮ 예방의학   ㉯ 보건의학
㉰ 한의학   ㉱ 자연의학

9. 발 건강법에서 말하는 반사란 무엇인가?

㉮ 반사란 무조건적인 반사를 의미한다.
㉯ 중추신경이 참가하여 내외환경 자극에 대한 규율성 반응.
㉰ 대뇌의 명령에 의한 반사작용.
㉱ 파블로브의 조건반사.

10. 다음 반사구 중 삼차신경의 위치는 어디인가?

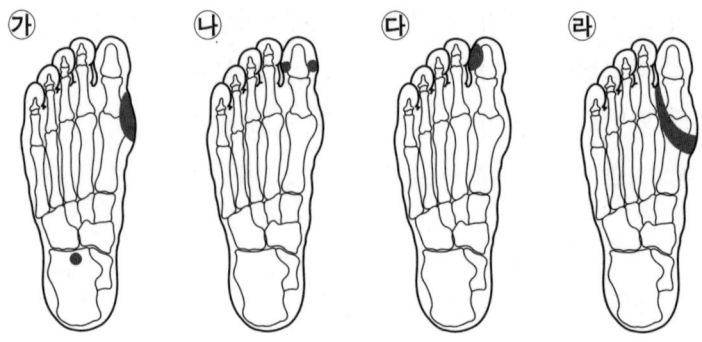

11. 발 건강법에서 말하는 기본반사구란 어디 어디를 말하는가?

㉮ 신, 수뇨관, 방광   ㉯ 신, 수뇨관, 머리
㉰ 수뇨관, 액두, 생식선   ㉱ 위, 십이지장, 이장

12. 신상선 반사구의 지압방법으로 옳은 것은?

㉮ 식지괄압법   ㉯ 주먹식지법
㉰ 엄지추압법   ㉱ 엄지겹법

13. 심장 반사구는 어떻게 안마해야 가장 좋은가?

㉮ 강하게 한다. ㉯ 약하게 한다.
㉰ 처음엔 약하게, 나중엔 강하게 한다.
㉱ 각 증상에 따라 약하게 시작해서 조금씩 강도 있게 한다.

14. 다음 반사구는 어디에 해당되는가?

㉮ 위
㉯ 머리
㉰ 복강신경총
㉱ 심장

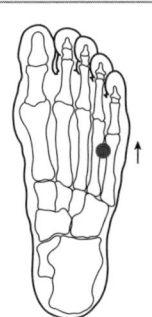

15. 다음 중 소화불량일 경우 지압할 가장 합당한 반사구는?

㉮ 상하압, 머리, 위, 신상선
㉯ 위, 이장, 소장, 비장, 임파선
㉰ 신, 수뇨관, 방광
㉱ 위, 간장, 담

16. 다음 발 지압시 주의사항이 틀린 것은?

㉮ 치료실은 보온 통풍이 잘되어야 한다.
㉯ 발에 외상이 있는 경우 발 지압은 피한다.
㉰ 심장병 환자에게 심장 반사구를 세게 안마해 주었다.
㉱ 발 지압 후 환자에게 따뜻한 물을 마시게 했다.

17. 다음 설명 중 맞는 것은?

㉮ 발 건강법을 양의적인 개념으로 이해한다.
㉯ 발 건강법은 발만을 건강하게 하는 것이다.
㉰ 발 건강법은 물리적인 치료방법이다.
㉱ 발 건강법은 오직 신경 위주로 된 학문이다.

18. 갑상방선을 지압했을 때 효과로 보기 어려운 것은?

㉮ 근시   ㉯ 수족마비
㉰ 갑상선기능 항진증   ㉱ 백내장

19. 다음 중 편도선의 위치로 맞는 것은?

㉮ 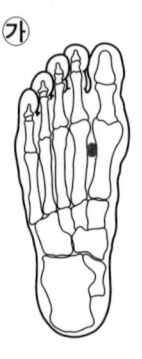   ㉯ 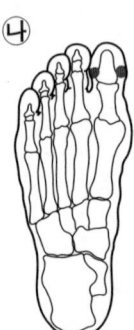   ㉰ 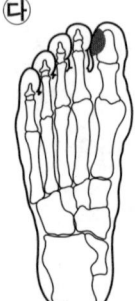   ㉱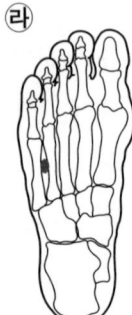

20. 양발의 지압시간은 어느 정도가 적당한가?

㉮ 20분   ㉯ 45분
㉰ 1시간   ㉱ 1시간 30분

21. 발 지압도중 환자가 이상한 반응을 보일 때 조치요령 중 틀린 것은?

㉮ 일단 발 지압을 중단한다.
㉯ 신상선(용천혈부근)을 계속해서 지압한다.
㉰ 빨리 가까운 병원으로 옮긴다.
㉱ 허리띠를 풀어주고 머리를 낮게 해준다.

22. 발 목욕시 대략 몇 분 정도 발을 담가 두는가?

㉮ 20~30분　　㉯ 30~40분
㉰ 40~50분　　㉱ 50분~1시간

23. 신상선의 위치는 침구학 혈자리 중 어디에 해당되는가?

㉮ 태계혈　　㉯ 용천혈　　㉰ 태총혈　　㉱ 항간혈

24. 목 및 기관지 및 식도 반사구의 위치는 어디인가?

㉮ 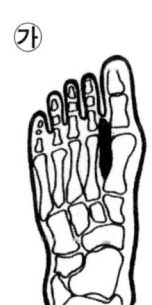　㉯ 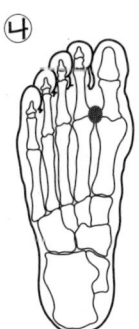　㉰ 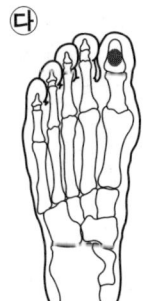　㉱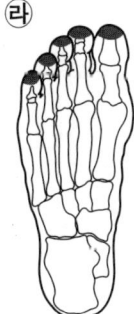

25. 발 건강법의 기본 반사구는 몇 개인가?

㉮ 70개 ㉯ 54개
㉰ 64개 ㉱ 85개

26. 발 건강법 반사구 중 제1소화선은 어디인가?

㉮ 이장 ㉯ 위
㉰ 담   ㉱ 간

27. 발 건강법의 특징으로 옳지 않은 것은?

㉮ 약물을 쓰지 않는 자연요법.
㉯ 보건 차원에서도 널리 이용.
㉰ 수술회복기의 환자들에게만 사용.
㉱ 치료범위가 광대하다.

28. 다음 각 반사구들은 어디에 해당되는가?

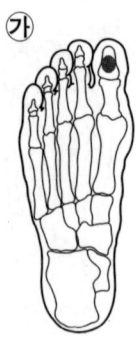 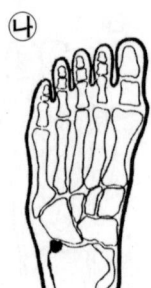 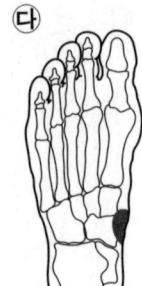 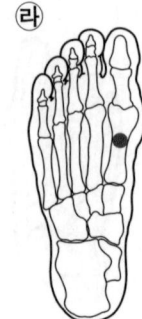

29. 발 건강법의 신경원리이다. 반사 후에 발생하는 신경원리로 옳은 것은?

㉮ 감수기→전입신경→중수→전출신경→효응기
㉯ 감수기→중수→전입신경→전출신경→효응기
㉰ 감수기→전입신경→전출신경→중수→효응기
㉱ 전입신경→감수기→중수→전출신경→효응기

30. 다음은 특효반사구다. 변비에 효과가 좋은 반사구는 어느 것인가?

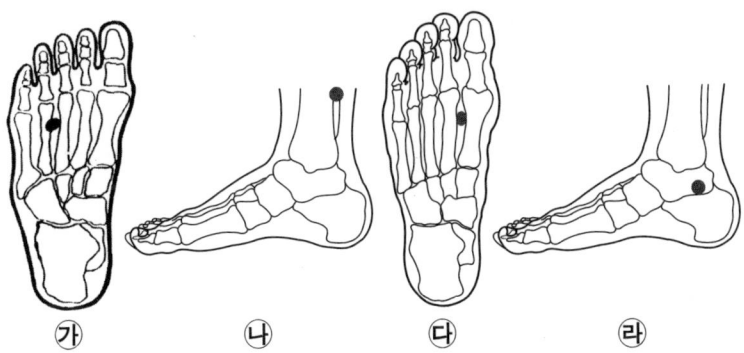

㉮ ㉯ ㉰ ㉱

31. 발 건강법의 특효반사구는 기본반사구와는 달리 대략 몇 분 정도 걸리는가?

㉮ 5분   ㉯ 7분
㉰ 10분   ㉱ 13분

정답

1 ㉮	2 ㉰	3 ㉯	4 ㉱	5 ㉰
6 ㉮	7 ㉰	8 ㉱	9 ㉯	10 ㉱
11 ㉮	12 ㉯	13 ㉰	14 ㉰	15 ㉯
16 ㉱	17 ㉱	18 ㉮	19 ㉯	20 ㉯
21 ㉯	22 ㉮	23 ㉯	24 ㉮	25 ㉱
26 ㉰	27 ㉱	28 ㉮수체 ㉯간 ㉱방광 ㉰췌장		
29 ㉮	30 ㉯	31 ㉯		

내공(內功)·건강전문도서

도서명	저/역자	가격	도서명	저/역자	가격
중국 퇴나요법 (CD-ROM+경락도6장포함)	중 관 저	30,000원	태국 안마요법	박종관편저	7,000원
			기공치료와 호흡건강법	김주호 역	5,000원
내공·양생술 전서	석원태 저	9,500원	단전호흡건강법	김주호 역	5,000원
기공과 차력술	박종관 저	9,500원	선·단식(仙斷食)초기법	박종관 저	9,000원
도인술과 양생법	석원태 저	7,000원	7일완성 단식법	김주호 역	4,500원
4계절 기공법	소신당 저	9,000원	36시간 단식법	서림편집부	5,000원
선도 내공술	경기공추광단	7,000원	실용 단식 건강법	박종관 저	4,000원
소림내공술(Ⅰ)	경기공추광단	7,000원	체질탐구	최병일 저	5,000원
포박자(내편1)	갈 홍 저	8,000원	변비의 예방과 치료	서림편집부	4,000원
포박자(내편2)	갈 홍 저	8,000원	기적의 수면법	서림편집부	5,000원
포박자(외편1)	갈 홍 저	8,000원	약이 되는 자연식	이태우 저	4,000원
포박자(외편2)	갈 홍 저	8,000원	자가 진단법	김영호 저	6,000원
포박자(외편3)	갈 홍 저	8,000원	최면요법	조지하들러	7,000원
금선증존	유화양 저	8,000원	여보, 그것도 몰라요?	서림편집부	4,000원
혜명경	유화양 저	8,000원	새시대의 건강전략	이상택 저	6,000원
천선정리	오수양 저	8,000원	성인병 정복의 길	이상택 저	4,500원
선불합종	오수양 저	7,000원	운동요법	김영호 저	6,000원
발경의 과학	강태정 역	8,000원	어린이 구급처치	김영호편저	8,000원
현묘지도	문경섭 저	8,000원	위장병 다스리기	김영호 저	7,500원
중국 의료 기공	박종관편저	6,000원	허리병 다스리기	김영호 저	7,000원
중국인의 장생비록	석원태 역	9,500원	알레르기병 다스리기	김영호 저	6,000원
백만인의 요가	김주호 역	4,000원	혈압 다스리기	김영호 저	7,500원
기적의 속보 건강법	정 화 편저	4,000원	갱년기 다스리기	김영호 저	7,500원
스트레스의 정복	서림편집부	3,500원	비만 다스리기	김영호 저	7,500원
자기지압·맛사지·경혈체조	김주호 역	2,500원	갑상선 다스리기	김영호 저	7,000원
발지압과 발목욕법	박진배 저	12,000원	엄마아빠께 키워주세요(1)	김인태 역	5,000원
발의 숲 건강법	와나베야스미쯔	9,000원	엄마아빠께 키워주세요(2)	김인태 역	7,000원
발의 지압·맛사지 치료법	강태정 역	5,000원	엄마아빠께 키워주세요(3)	김인태 역	7,000원
지압과 뜸	서림편집부	7,000원	행복한일신안전한출산	조만현편저	8,000원
지압 건강법	서림편집부	7,500원	수험생의 건강작전	박종관편저	3,500원
실용 지압 치료법	박종관 저	4,500원	엄마, 도와주세요	정 화 역	4,500원

서림문화사
주 소 : 서울시 종로구 종로6가 213-1(영안빌딩 405호)
전 화 : (02)763-1445, 742-7070 · FAX : 745-4802

무술 비디오 테이프 전문판매

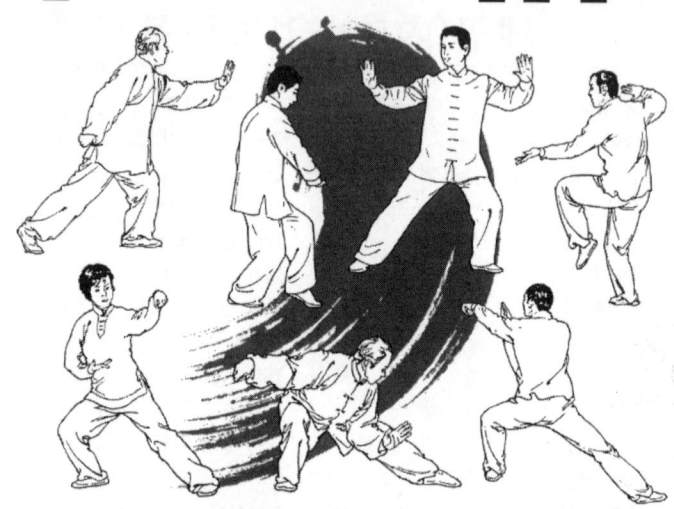

NEW 무술서적 전문 출판사인 서림문화사에서 서림미디어사를 창립하여 중국무술, 기공, 무술, 건강테이프 및 VCD, CD롬 타이틀을 전문제작 판매 합니다

테이프 각개 25,000원

진식 태극권	(노가1로)	42분	우슈 장권	(교본 별도 판매)	
진식 태극권	(노가2로)	25분	무술대관	(43개의 권술·무기술)	
진식 태극권	(56식)	25분	중국무공	(34개의 권술·무기술)	
양식 태극권	(24식)	25분	중국 경기공	(교본 별도 판매)	
양식 태극권	(40식)	25분	팔극권	(교본 별도 판매)	
양식 태극권	(48식)	30분	합기도 교범 1편	(기초 천기편	10~9급)
42식 태극권	(각파 종합)	30분	합기도 교범 2편	(초급 지기편	8~7급)
42식 태극검	(각파 종합)	30분	합기도 교범 3편	(중급 내기편	6~5급)
무식 태극권		30분	합기도 교범 4편	(고급 외기편	4~3급)
우슈 남권	(교본 별도 판매)		합기도 교범 5편	(대급 기합편	2~1급)

*합기도 교범 교본(1~5) 별도 판매

문의처 : **서림미디어**
전화 : (02) 762-2305 (02) 742-7070 / FAX (02) 745-4802
주소 : 110-126 서울시 종로구 종로6가 213-1(영안빌딩 405호)
송금계좌 : 국민은행 028-01-0279-051 신종호 * 농협 027-01-157072 신종호

서림쿵후·무술시리즈

제목	저자	가격	제목	저자	가격
진식 태극권 56식	중 관 저	12,000원	공수도 백과	강 태 정 역	12,000원
우슈 태극권 교본	박종관 편저	8,000원	베스트 공수도 전서 (전11권)	강 태 정 역	각4,500원
우슈 남권	동양무예편집부	6,000원	실전 공수도 교범	최 영 의 저	7,000원
우슈 장권	동양무예편집부	6,000원	표준 합기도 교범 (전5권)	명 광 식 저	각10,000원
양가 태극권 교본	박종관 편저	8,000원	합기도 특수 호신술	명 광 식 저	18,000원
진가 태극권	조흔훈 감수	5,000원	아이기도 교본	윤 익 암 저	16,000원
정통 팔괘장 기법	고 교 현 저	6,000원	비전 합기도(Ⅰ)	김상덕·고백룡 공저	7,000원
중국 경기공	박 종 관 저	6,000원	합기도의 과학	강 태 정 저	8,000원
내공 팔극권 교범(북파소림권)	무림편집부 편역	5,000원	정통 유도 백과	이 성 우 역	15,000원
차력 권법	역 발 산 저	4,500원	최신 유도 기법	이 성 우 역	7,000원
무술기공 단련법	김 상 덕 저	6,000원	실전 검도 교본	히다가노부오 저	6,000원
당랑권법 투도권(CD영상물)	중 관 저	15,000원	최신 검도 기법	편 집 부 편	6,000원
당랑권법 소번거권(CD영상물)	중 관 저	15,000원	검도 입문	편 집 부 편	3,000원
당랑권법 (흑호출동권)	박 종 관 저	5,000원	회전무술 교본	명 재 옥 저	6,000원
당랑권법 비안장권	소 신 당 저	10,000원	족술도 교본	명 재 옥 저	6,000원
당랑권법 매화수권	소 신 당 저	10,000원	격투 발차기	조 희 근 저	7,500원
당랑권법 쌍풍권	소 신 당 저	8,000원	당랑적요 격투기(Ⅰ)	이 봉 철 저	4,000원
당랑권법 금강권	소 신 당 저	8,000원	종합 레슬링 전서	서림스포츠편집부	12,000원
당랑권법 매화로권	소 신 당 저	8,000원	절권도(上)	이 소 룡 저	9,000원
당랑권법 매화권	소 신 당 저	8,000원	절권도(下)	이 소 룡 저	9,000원
당랑권법 육합기공	소 신 당 저	7,000원	이소룡과 영춘권법	이 영 복 편역	5,000원
당랑권법 난절권	주 용 강 저	5,000원	이소룡과 성종의 생애와 무술	정 화 편역	6,000원
당랑권법(대가식·소가식)	조 희 근 저	5,000원	이소룡 쌍절곤 백과	이 소 룡 저	9,000원
칠성당랑권법	무림편집부 편역	5,000원	쌍절곤 교범	이봉기·김조웅 저	7,000원
비문당랑권	조 은 훈 저	5,000원	쌍절곤·삼절곤 비법	조 은 훈 저	4,500원
팔선취권	무림편집부 편역	5,000원	검술 교본	김 상 덕 역	5,000원
정통 통배권(북파소림권)	무림편집부 편역	5,000원	도술 교본	김 상 덕 역	5,000원
쿵후교범(상)(하)	조 은 훈 저	각7,000원	곤술 교본	김 상 덕 역	5,000원
사학비권(남파소림권)	조 은 훈 저	6,000원	창술 교본	김 상 덕 역	5,000원
소림공후(호학쌍형권)	조 은 훈 저	4,500원	쿵후의 세계	서림쿵후 편집부	1,500원
소림 백학권	박 종 관 저	5,000원	도설 중국 무술사	조 은 훈 감수	7,000원
공력권·손빈권·역벽권	무림편집부 편역	5,000원	십로담퇴·연보권(북파소림권)	왕 조 원 저	5,000원
소림 나한권·용권	김 상 덕 편저	5,000원	소림학권(북전소림권)	무림편집부 편역	5,000원
남파소림 철선권	김 상 덕 편저	5,000원	소림홍권(대홍권·소홍권)	무림편집부 편역	5,000원
소림북파권법 삼로장권	김 상 덕 편저	5,000원	중국 무기술	조 은 훈 감수	5,000원

저자약력

중국 상해 중의학 대학 졸
본 대학원 침구학 석사 졸
본 대학원 "침자 치료 마약 중독 해독" 논문 발표
　　　　　 "침자 치료 지방간 치료" 논문 발표
중국 발 반사구 건강법 수료
중국 발 반사구 건강법 회원
현 한국 자연의학 총연합 정회원
한중 인체공학 협회 연구소 소장

저자 연락처

한방 발건강 크리닉
TEL : (042)257-0106/257-0131
H P : 011-9632-3329
home page : http://www.footdiet.co.kr

발 지압과 발 목욕법　　　값 12,000원

1판3쇄 2014년 11월 25일 인쇄
1판3쇄 2014년 11월 30일 발행

저　　자/ 박 진 배

발 행 처/ 서림문화사
발 행 자/ 신 종 호
주　　소/ 서울시 종로구 낙산성곽서길
　　　　　65-11(충신동1-223)
홈페이지/ http://www.kung-fu.co.kr
　　　　　http://www.tutodown.com
전　　화/ (02)763-1445, 742-7070
팩시밀리/ (02)745-4802

등　　록/ 제300-1975-17호(1975.12.1)
특허청 상호등록/ 022307호

ⓒ박진배,,2000.Printed in Korea
ISBN 89　 ?-443-5 13510
ISBN 89-71?6-003-0(세트)